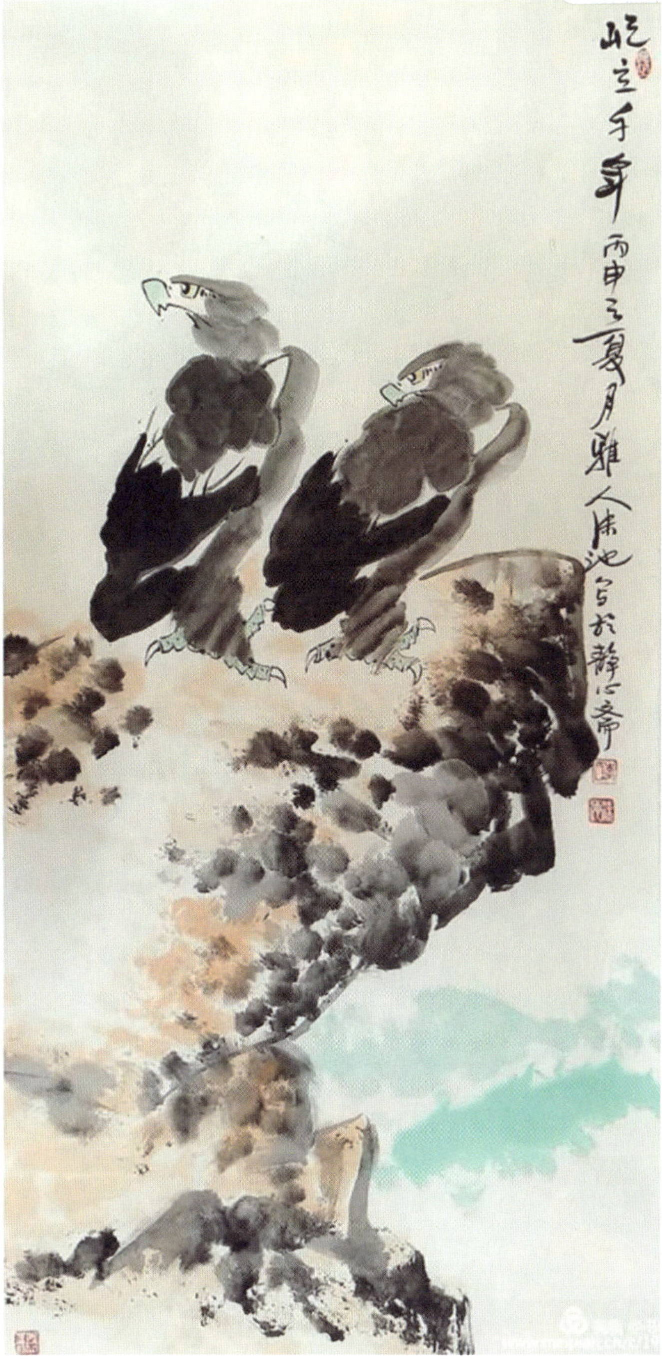

《屹立千年》(李崇国教授　赠)

本书受到四川省临床重点专科（肿瘤科）建设项目（项目编号：YS00109），四川省放射与治疗临床医学研究中心、四川省肿瘤学会肿瘤心理与健康管理专业委员会、四川成都高新医学会肿瘤学专业委员会医学人文学组、肿瘤医学人文虚拟教研室、2024年四川省科技厅科普项目《医学人文背景下的新都城乡女性乳腺癌超声（BUS）优化早筛及防控的科普培训》（项目编号：2024JDKP0046）资助

共生：与肿瘤相伴

MEDICINE AND HUMANITIS

主编 任 涛

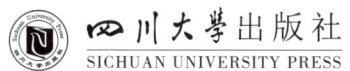

图书在版编目（CIP）数据

共生：与肿瘤相伴 / 任涛主编. -- 成都：四川大学出版社, 2025. 1. -- ISBN 978-7-5690-7389-8

Ⅰ. R73-49

中国国家版本馆 CIP 数据核字第 20242HQ702 号

书　　名：	共生：与肿瘤相伴
	Gongsheng: Yu Zhongliu Xiangban
主　　编：	任　涛

选题策划：龚娇梅
责任编辑：龚娇梅
责任校对：倪德君
装帧设计：墨创文化
责任印制：李金兰

出版发行：四川大学出版社有限责任公司
　　　　　地址：成都市一环路南一段 24 号（610065）
　　　　　电话：（028）85408311（发行部）、85400276（总编室）
　　　　　电子邮箱：scupress@vip.163.com
　　　　　网址：https://press.scu.edu.cn
印前制作：四川胜翔数码印务设计有限公司
印刷装订：成都市火炬印务有限公司

成品尺寸：170mm×240mm
印　　张：13.5
插　　页：2
字　　数：247 千字

版　　次：2025 年 5 月 第 1 版
印　　次：2025 年 5 月 第 1 次印刷
定　　价：52.00 元

本社图书如有印装质量问题，请联系发行部调换

版权所有 ◆ 侵权必究

扫码获取数字资源

四川大学出版社
微信公众号

医术为本　人文为魂

肿瘤曾是令几乎所有人谈之色变的疾病。随着医学的快速发展，出现了新药物、新技术、新方法，如今相当部分肿瘤患者的治疗结局得以明显改善。然而，也有部分的肿瘤医务工作者努力追赶着新技术、新方法的应用，却将人文关爱丢在了其奔走的路上。

四十多年前，我有幸成为我国著名的血液病学专家邓长安教授的研究生。邓老告诉我："你选择了做临床医生。所谓临床，就是一定要走到病人的床旁，做聆听者，了解病人的所难、所需、所期，施予每一个病人最合适的治疗策略和方案，你才可能成长为一个优秀的临床医生。"邓老的这番教诲就是最朴素的医学人文精神的体现，让我几十年来从不敢懈怠，努力实践之，如今对自己的从医生涯，才算是基本满意。

在我的身边，有那么一批中青年临床肿瘤医务工作者，他们在不断追求精湛医疗技艺的同时，充满了人文情怀。在长期的临床诊疗工作中，不断用精湛的医术和深厚的人文修养丰满自己的双翼，在成为杏林翘楚的路上大步前行。今天，他们用自己的亲身经历，编写出这样一本有血有肉、有情有义、专业性和通俗性兼有、可读性很强的书，让读者既能了解到当今肿瘤治疗的进步，又能感受到肿瘤医务工作者的人文情怀。

侯　梅

2025 年 2 月 1 日

健康与医学问题的思考

在日常临床工作中,有很多值得记录、珍藏、回味或思考的临床诊疗情节和感人故事,于是,我想编写一本医学人文相关的书,希望能在写出肿瘤专业内容的同时,写出有温度的故事来反映当代医务工作者的精神面貌、患者诉求和真实想法,以容大家反思和改变,以利于医学教育的拓展。

医学人文是如此紧密地和我们的临床工作联系在一起,让医务工作者这个群体显得更加有血有肉,也更加立体地体现我们的专业素养、情感、精神世界和人生追求。从古至今,从不缺乏有关医学人文的记载、传承和创造。

守住初心,不随波逐流。作为当代医务工作者,更要有登高望远的气魄与定力,改变自己。"活着仍然是一种勇敢。"希望年轻医生、医学生要敢于迎接挑战,敢于尝试,成就更好的自己。书中编委李崇国教授的书画作品《屹立千年》,是作者丰沛内心的体现,强调了专注而不惧孤独、不畏高寒的精神品质。相信这源于我们有目标、有动力,心中有光,还有爱。

在和各位专家约稿时,我希望各位专家通过自己独特的视角,在惟妙惟肖地讲述故事的同时,也将医学知识传播开来,将可读性和趣味性融合,通过故事传递温暖、传播医学知识——这就是本书有别于其他肿瘤科普书籍的独特之处。

任 涛
2024 年 12 月 30 日

荣誉主编

侯　梅（四川大学华西医院）

主　编

任　涛（成都医学院第一附属医院）

副主编

何　朗（成都市第五人民医院/成都中医药大学附属第五人民医院）
何　娟（中国人民解放军陆军特色医学中心）
刘朝敏（成都医学院第一附属医院）
孙　愚（四川大学华西医院）
胡洪林（四川省人民医院）
贾钰铭（宜宾市第二人民医院）
刘　滔（成都医学院第一附属医院）
李俊英（四川大学华西医院）
李崇国（成都三六三医院）
杜　驰（都江堰市人民医院）
张　杰（成都医学院第一附属医院）
黄　鉴（昆明医科大学第一附属医院）
付　强（华中科技大学同济医学院附属同济医院）
徐　聂（成都市中西医结合医院）

编　委

李　莉（四川大学华西医院）
李崇国（成都三六三医院）
廖洪飞（成都三六三医院）
张　倩（宜宾市第二人民医院）
李　婷（宜宾市第二人民医院）

伍宏伟（成都医学院）

高迎春（彭州市人民医院）

张　丽（彭州市人民医院）

刘　芳（昆明医科大学第一附属医院）

李海军（内江市第二人民医院）

徐　聂（成都市中西医结合医院）

谢　康（成都市中西医结合医院）

陈昱极（成都市中西医结合医院）

杨　倩（成都医学院第一附属医院）

代雪君（成都市第五人民医院/成都中医药大学附属第五人民医院）

许警云（成都市第五人民医院/成都中医药大学附属第五人民医院）

曹　菲（成都医学院）

王田蕾（成都医学院）

严　沁（成都市第五人民医院）

孟又胜（成都市第五人民医院）

张晓凡（华中科技大学同济医学院附属同济医院）

葛金钰（中国人民解放军陆军特色医学中心）

蒋红梅（中国人民解放军陆军特色医学中心）

张　婷（中国人民解放军陆军特色医学中心）

梅朝蓉（西藏自治区人民政府驻成都办事处医院）

李　湘（成都医学院）

何　军（成都医学院）

李明霞（四川大学华西医院）

毛莉莎（崇州市人民医院）

马嘉瑜（成都三六三医院）

高梦雅（昆明医科大学第一附属医院）

彭继邦（昆明医科大学第一附属医院）

鲁丁瑜（德阳市人民医院）

刘彦汝（成都医学院）

目 录

引 言	001

总 论 — 007

- 第一章　人文 — 009
- 第二章　医学人文 — 012
- 第三章　肿瘤叙事医学 — 020
- 第四章　肿瘤医学伦理 — 027

各 论 — 033

- 第五章　为什么会得肿瘤 — 035
- 第六章　肿瘤的传统诊断 — 041
- 第七章　肿瘤的分子诊断 — 054
- 第八章　肿瘤外科的医学人文 — 058
- 第九章　肿瘤放射治疗 — 064
- 第十章　肿瘤化学治疗 — 072
- 第十一章　肿瘤靶向治疗 — 079

第十二章	人文视角下肿瘤的中医药诊疗	084
第十三章	肿瘤介入治疗	091
第十四章	肿瘤患者的营养支持治疗	101
第十五章	肿瘤免疫治疗	109
第十六章	癌性疼痛和人文	120
第十七章	肿瘤治疗相关恶心呕吐	130
第十八章	肿瘤与心理	139
第十九章	肿瘤常规护理	147
第二十章	安宁疗护	158
第二十一章	死亡教育	168
第二十二章	肿瘤防治与科普	174
第二十三章	肿瘤的多学科协作诊疗	181
第二十四章	医学人文教育	188
第二十五章	问题与展望	195

参考文献 206

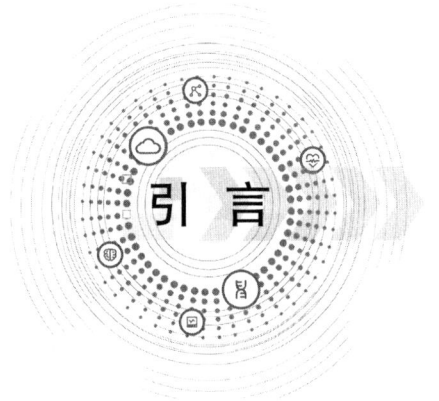

引言

平常我们谈到的癌症，泛指所有恶性肿瘤。人们总是"谈癌色变"，癌症似乎变成了生命的判决书、催命符。我们该如何从如此焦虑又绝望的境地中找到一把打开心门的钥匙呢？

据2024年发布的《中国癌症报告2022》显示，2022年我国新发癌症482.47万例，死亡257.42万例。这意味着每天有超过1万人确诊癌症，有超过6千人死于癌症。近10年的数据表明，我国癌症发病率仍呈持续增长态势。其中癌症新发病例数排前十位的分别是：肺癌106.06万、结直肠癌51.71万、甲状腺癌46.61万、肝癌36.77万、胃癌35.87万、乳腺癌35.72万、食管癌22.40万、子宫颈癌15.07万、前列腺癌13.42万、胰腺癌11.87万。这十种癌症的新发病例数占新发癌症病例总数的近80%。而我国癌症患者整体5年生存率为30%~41%，低于发达国家。

提高癌症治愈率最有效的办法就是癌症防治中的二级预防，其中"早发现、早诊断、早治疗"的"三早"策略的核心是通过早期筛查与规范体检来实现癌症的早发现。胸部计算机断层扫描（CT）可以筛查早期肺癌，胃肠镜可发现早期胃癌、结直肠癌，乳腺钼靶或彩超可筛查早期乳腺癌，妇科彩超、脱落细胞检查可发现早期宫颈癌。培养健康意识、提倡健康体检，通过早期筛查及早发现癌症，对提高癌症治愈率、降低癌症死亡率至关重要。

共生：与肿瘤相伴

对早期癌症患者，通过手术、放疗等单一治疗就可以获得治愈。但对中晚期癌症患者，需要手术、放疗、化疗、靶向治疗及免疫治疗等现有治疗方法的综合、协同应用，才能获得癌症控制和良好的生活质量。

"癌症是治不好的，我活不了多久了。"对癌症极度恐惧、对治疗缺乏信心，这是癌症患者最常见的问题。事实上，随着医学进步，我们对癌症的认知也越来越深刻，医疗技术、医疗手段、新药研发、基础与临床转化研究的快速发展，让曾经很难控制的部分晚期癌症如晚期肺癌、恶性黑色素瘤等，通过精准治疗，从不可治到可治，患者从短期生存到十年以上长期生存，治疗效果发生了翻天覆地的变化。比如 ALK 融合的晚期非小细胞肺癌，通过靶向治疗，其 5 年生存率已经超过 60%；真实世界研究显示，这部分患者的平均生存时间甚至超过了 100 个月。伴随新一代药物的不断上市和临床推广，希望癌症逐渐成为像高血压、糖尿病一样的可以控制的慢性病。

初诊的癌症患者需要调整情绪、面对现实。更加重要的是要接受全面的检查和评估，明确疾病所处的阶段，也就是通常所说的明确分期，结合患者的全身情况、疾病的病理生物学行为、分子分型、免疫状态、现有临床研究证据和患者的实际经济能力，选择最适合的治疗方法。

在这里，分享第一位患者的故事。

2022 年 10 月初，一位中年男性患者因"进行性吞咽困难 3 个月"前来就诊。患者在当地医院通过胃镜发现食管中段黏膜病变，活检确诊食管鳞癌。但腹部 CT 显示胃壁与肝之间有一大包块，考虑为胃间质瘤或平滑肌瘤这类低度恶性甚至良性肿瘤。我院消化内科进一步检查后确认食管病灶属于早期病变，病灶还局限在食管黏膜表面，可以通过内镜下黏膜剥离术（ESD）达到根治效果。腹腔内肝胃间隙包块大，如果属于胃间质瘤、平滑肌瘤，可以在胃肠外科行根治性手术切除。但腹腔包块位于胃壁外，与胃壁紧密粘连，胃镜也不能夹取样本进行活检，包块的性质不明，治疗一时无法向前推进。

所幸医院开设有食管癌多学科协作诊疗门诊，由胸外科、影像科、消化内科、病理科、胃肠外科及肿瘤科等相关专业的专家组成医疗团队开展会诊。讨论中，肿瘤科医生提出腹腔内肝胃间隙包块不符合胃壁原发病灶，更像食管癌转移到肝胃间隙的肿大淋巴结，因紧贴胃小弯，引起大家对这个包块起源于胃壁的误判。如果是这样的话，患者就不具备手术指征。充分讨论后达成共识：在超声胃镜下行肝胃间隙包块穿刺。穿刺活检结果为淋巴结转移性鳞癌，最终诊断食管中段鳞癌伴腹腔淋巴结转移。

听到这个消息，患者和家属都很失望，一度准备放弃治疗。但患者吞咽困难的症状越来越严重，体重逐渐下降。在犹豫不决之间，医生就治疗方案选择、预期疗效、相关不良反应、治疗费用等与患者和家属进行充分沟通。2022年年底发布的《中国食管鳞癌不可手术患者放疗生存现状报告》显示，其5年生存率为30%~40%，与同期可手术患者预后接近。而且这还是基于2015—2016年的治疗数据。此外，新的治疗手段如免疫治疗、靶向治疗也有望进一步提升疗效。因此，即使失去手术机会，也不等于失去控制疾病和延长生存期的希望。

最终患者转至肿瘤科接受同步放化疗联合免疫治疗，第一周期辅助治疗后，患者吞咽困难症状就显著改善，对治疗的信心大增，后来也顺利完成预定治疗方案，目前一般状况良好，体重较治疗前增加了6kg。目前，患者单用免疫药物维持治疗。

在这个病例中，诊断一波三折，患者和家属的心境也起起落落，但通过专业的沟通，答疑解惑，明确诊断和分期，为最终的治疗决策奠定了较好的基础，肿瘤得到有效控制，患者迎来了生的希望。这更是对医生工作和价值的肯定。

当得知亲人身患癌症时，许多家属可能会与患者有相似的情绪，如焦虑、痛苦，甚至恐惧。但无论此时家属有何情绪，都必须面对现实，调整心态，以正面的影响和积极的态度来安慰和帮助患者，传递温暖。患者本身已经很痛苦，如果此时家属也表现出悲伤甚至悲观情绪，那么患者会背负更大的心理负担。因此，家属应该知道这种悲伤、难过和恐惧是正常的，是正常的机体反应，同时需要表现出与患者共渡难关的诚意和决心，帮助患者建立信心。

作为新诊断肿瘤患者的家属，经常会面临如何告知患者病情的问题。例如，"患者还不知道病情""怎样告诉患者病情""是否应该告诉患者实情"等。曾经，有些家属选择隐藏"真相"，采用"假报告""假证明"等方式来隐瞒患者。但是现在，患者有更高的知识和文化素养，对待癌症等疾病也更加理性。患者有权知道自己的病情，决定自己的人生。特别是在人生的最后阶段，部分患者对想做但未完成的事情、想去的地方、与亲友告别等都有特殊想法和要求，通过自己的努力去实现后，才觉得人生圆满。此外，医院的医疗记录、检查、检验等信息如今都是电子化的，患者很容易获取真实信息。因此，我们主张告知患者病情、治疗方案和治疗效果、治疗不良反应等信息。同时，家属也应该积极鼓励患者，帮助他们克服治疗过程中的困难和挑战。病情告知应该基于患者的需求，而非医生、家属的意愿。有些患者可能希望尽早了解他们的病情和治疗方案，而另一些则可能更希望在治疗的不同阶段了解更多信息。因此，家属需要在和患者交流中了解他们的需求，以便提供最合适的病情告知方法。此外，病情告知应该是一个循序渐进的过程，而不是一蹴而就的。这意味着需要在不同的时间点或疾病状态向患者提供信息，以适应患者的治疗进度和情绪状态。总之，病情告知非常重要，但如何正确告知病情同样重要，需要根据患者的个性、阶段和需求，选择性、循序渐进地告知，让患者理解和有时间应对他们的疾病。

"治疗会花很多钱，拖累家庭，最后人财两空。"这也是癌症治疗中备受关注的话题。

如今，基本医疗保障已经普及，一些家庭、个人还有商业保险作为补充。购买商业保险，可以分担重特大疾病带来的经济压力和家庭负担。随着国家药品集中采购政策的推进，药品大幅降价，极大地推动了药品的可及性和临床应用。多数癌症治疗具有复杂性和长期性的特点。作为医生，要从诊治开始就结合患者的经济状况来规划治疗所需的大体费用，以免"前头好，后头歪"，导致患者的后续治疗跟不上。

作为患者，不管是几十年如一日的经营家庭、养育子女，还是从成年开始缴纳医保、社保、商业保险，都是为了实现"老有所养、病有所医"。这个时候，需要更加坦然的态度。

在这里分享第二位患者的故事。

2015年1月底，一位中年女性患者因发现右颈部包块伴右耳听力下降及脸部麻木1个月就医。经过问诊、查体和检查，确诊为局部晚期鼻咽癌，准备安排入院治疗。这时，患者丈夫提出能否推迟几天入院。患者也问："推迟几天不会耽误病情吧？"很显然，鼻咽癌不是急症。患者和家属很礼貌地离开了，情绪还算平静。几天后，夫妻二人如约来医院治疗。查房的时候，我有些好奇地问她这几天都忙什么了？她回答得很干脆："我们一大家子亲戚朋友，热热闹闹地团了一个年，就像往年一样。"

回想起来，患者丈夫在和我交流的时候，很用心地了解了治疗的整体安排及不良反应，考虑到可能出现的一些胃肠道反应、脱发及化疗后精神状态变差等问题，就特意把往年除夕才安排的团年提前了一周，这样既照顾了患者的情绪，又让患者体面地参加了延续多年的家庭团聚，同时也没有影响治疗。

患者顺利地完成了化疗和放疗，现在已经进入第八年随访期。我发现，患者丈夫非常有"心"，治疗期间给予了患者细致的关心，随访期间也尽可能陪同。患者情绪饱满，恢复得非常好。鼻咽癌患者治疗后常见的口干、皮肤色素沉着等不良反应几乎没有，精气神绝佳。我曾经问她，回顾生病的过程，最大的体会是什么？她回答说："调整情绪，面对现实；把信任交给医生；特别在意也特别感谢家人的陪伴、支持；及时回归家庭角色、融入社会角色。"

"有时去治愈，常常去帮助，总是去安慰。"医学不同于其他学科，有认知局限性和治疗不确定性，更何况面对的是癌症。医院好比窄若手掌又宽若大地的人世间，总是悲欢交错，也不乏苦难。若能有更多的医患信任、更好的医患沟通，即使结局并不完美，也会让彼此感受到更多的温暖。

这里分享第三位患者的故事。

故事的开局曾令人沮丧，不管是对患者，还是对医生。

年富力强的中年男性患者于 2017 年 3 月确诊为食管中下段鳞癌伴纵隔淋巴结转移。手术后不到半年再次出现吞咽困难，于 2017 年 8 月经食管镜等检查确诊吻合口复发。患者进食严重受阻、体重显著下降、消瘦。因无法再次手术，转至肿瘤科接受姑息性放疗。用患者当时的话说，就是"死马当活马医"。

虽说患者是抱着背水一战的心态，但站在医生的角度，总想着有希望就不放弃。患者心情沮丧又焦虑，多次催促，说最好是马上就能开始治疗。但我们抱着治疗机会仅此一次的敬畏，寻求更全面的考虑：最大限度增加吻合口复发肿瘤放疗剂量，最大限度减少包括胸腔、胃在内的正常组织照射，在精确定位、靶区精准勾画及与物理师沟通放疗计划上花费了大量的时间和精力，反复优化放疗计划。这些细节的把控是需要时间的，一度被患者误解为消极不作为，甚至遭遇投诉。我们向患者解释，但对身处抗癌漩涡中的患者而言，这些信息是完全听不进去的，医患双方都满腹委屈。

但是，随着治疗方案的一步步实施和患者吞咽困难症状的逐步改善，患者的态度也由消极被动、埋怨不满变为积极配合，甚至充满感激。治疗完成后，患者肿瘤控制极佳，进食、营养、体力状态恢复正常，生存期已达 6 年。

不抛弃、不放弃，是医患双方应有的态度，更是医务工作者的一种"倔强"。这是对患者的尊重、对生命的敬畏。

本书的作者们深耕临床抗癌一线，具有深厚的专业知识和丰富的临床经验。在数十年工作中，与肿瘤过招、与患者交流、与家属接触。他们洞悉治疗前沿、了解患者心理、知晓社会需求，专业和科普结合，编写了这本《共生：与肿瘤相伴》。

与专业书籍不同，本书针对大众，从肿瘤预防筛查到诊断治疗，既讲基本概念，也谈前沿知识，有医疗康复，也有安宁疗护。从医学人文视角出发，梳理肿瘤专业知识，还原肿瘤治疗全方位的真实模态。

相信这本书在客观看待肿瘤、理智面对肿瘤方面，能给读者带来一些有用的信息和启发。

（胡洪林　毛莉莎　马嘉瑜）

总　论

城 堡

李莉

二十年白昼黑夜
以病床为牢
疼痛
在一场场大雪里搏斗
窗外
大风啊吹得愈烈
每根神经都在宣判
似乎离死亡更近

蹒跚的步履下
一双布满茧巴的大手
一半托起病房的孤灯
一半攥着儿子的心跳
是爱和寄托
在病房前筑起一座城

第一章 人文

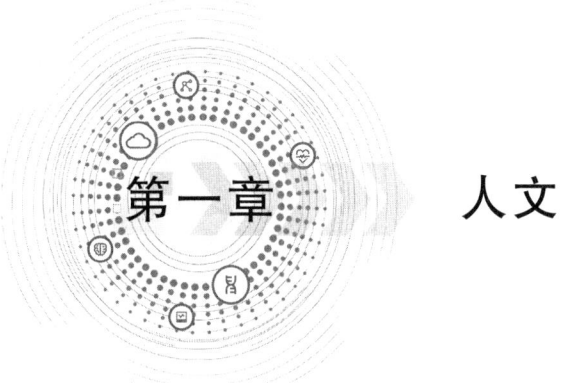

  我们的一位患者,曾因摔伤导致脊髓横断致残合并肾衰竭,长期住院治疗。患者的母亲从60多岁到现在的80多岁,照顾他20多年。这让我深受触动,上面的小诗灵感就来自于此。我总在想,是什么让我们的社会显得如此温暖又值得留念呢?究其根源,是爱,更是一种文化的传承。

  人文就是人类文化中的先进部分和核心部分,即先进的价值观及其规范。其集中体现为重视人、尊重人、关心人、爱护人。简而言之,人文,即重视人的文化。人文,是一个动态的概念。《辞海》解释"人文"为"人类社会的各种文化现象"。文化是人类或者一个民族、一个人群共同具有的符号、价值观及其规范。符号是文化的基础,价值观是文化的核心,而规范,包括习惯规范、道德规范和法律规范则是文化的主要内容。具体到人类社会当中,文化不仅包含了人们外在的衣、食、住、行,还包含了人们内在的心理、意识或者思维活动。

  中国的人文思想与中国的传统文化一样源远流长,博大精深。早在西周时期,中国的人文精神就已萌芽。"人文"一词最早见于《易经》:"观乎天文,以察时变;观乎人文,以化成天下。"儒家思想对中国人文思想的形成产生了重要的影响。儒家经典《大学》《中庸》《论语》《孟子》,以及《诗经》《尚书》《礼记》《周易》《春秋》,也就是人们常说的四书五经,是对儒家思想与中国人文精神系统而又完整的阐述。当然，中国的道教和佛教文化对中国的人文精神的形成也产生了很大的影响。中国的人文精神在探讨人与自然、人与社会、人与神灵，以及自身道德与欲望的关系中，不是一成不变的，而是在不断发展和完善的，因而它具有强大的生命力，不论是在过去，还是在现代或是将来，都正在为人们或将为人们解决人与自然、人与社会多方面的问题提供智慧和理论依据。

人文主义以理性推理为思想基础，以仁慈博爱为基本价值观。至于个人的兴趣、尊严、思想自由、人与人之间的容忍和无暴力相处等，都是应有之义。人文关怀，其核心在于肯定人性和人的价值；要求人的个性解放和自由平等，尊重人的理性思考，关怀人的精神生活等；表现为对人的尊严、价值、命运的维护、追求和关切，对人类遗留下来的各种精神文化现象的高度珍视，对一种全面发展的理想人格的肯定和塑造。而人文学科是集中表现人文精神的知识教育体系，它关注的是人类价值和精神表现。从某种意义上说，人之所以是万物之灵，就在于有人文，有自己独特的文化。在思想政治工作视野中，人文关怀是指尊重人的主体地位和个性差异，关心人丰富多样的个体需求，激发人的主动性、积极性、创造性，促进人的自由全面发展。

人文，作为人类文化的一种基因，作为一种朴素的习惯和意识，古已有之。但是，作为一种社会潮流，它代表着更广泛群体所共享的稳定价值观及其规范。近代以来，人类社会发生了一系列的深刻变化，由此诞生两大观念：尊重人的人文观念、尊重规律的科学观念。

人文的分类是一个简单而又复杂的事情。说它简单，是因为人文的核心是"人"，只要这个事物的出现跟"人"的活动有关，就可以作为一类罗列出来。说它复杂，是因为人们的生活方式与习惯不仅有区域的限制，还有时间上的不同。这就造成了人们认知上的不同。因此，其产生的文化是不一样的。人文的核心是"人"，以人为本，关心人、爱护人、尊重人。这就是我们常常说的人类关怀和生命关怀。承认人的价值，尊重人的个人利益，包括物质的利益和精神的利益。

人文精神是一切的归宿点和出发点，我们做任何事情都有动机和目标。这些动机和目标就是使我们的生活更加美好，使我们的社会关系、自然关系、人和人之间的关系更加和谐，使我们更加悦纳自己。由人民出版社出版的《童子问易》强调："《易经》讲，物杂成'文'，乾道变'化'。阴阳矛盾相博弈的表现无非就是'文'与'化',世界各国最终的较量也在于文化。我们要重新赢得世界尊重,还须依靠悠久灿烂的文化传统。"我们写人文应该更多写文化,写文明,写约定俗成的规律、道理,写游记。虽然从分类的角度,这些认知涉及历史、文化、教育、哲学等多个领域,但其本质着眼于精神层面——它传递着积极向上的思想与态度,这些精神价值是文化传承的核心。

人文,是一个个时代留下的文化烙印。人和文,人既有个人属性又有社会属性,文是精神,人是肉体,人文就是由个体人组成社会的精神,它是一种传承。人文精神是人之所以为人的一种理性意识、理论阐释和实践规范,包括对人的立身处世的现实规范、对人的精神和价值追求的理论提升,是人类以文明之道化成天下的生命大智慧,是文明社会中人的理性精神的基石,也是高科技时代的精神支柱。

从历时性上说,人文精神应该是对人类的文明传统和文化教养的认同和珍视,是对人的现实存在的思考,是对人的价值、生存意义和生活质量的关注,是对他人、对社会、对人类进步事业的投入和奉献,是对人类未来命运归宿、痛苦与解脱、幸福与追寻的思考与探索,是对个人发展和人类走势的殷切关注,是在历史的逻辑与生命的逻辑相一致的广大视野中,用健全而又深邃的理性之光去烛照人的终极价值的人生态度。

从共时性上说,人文精神是在科技—人—社会—自然这个大系统中体现出来的人之为人的素质和品格,表现为对真、善、美的自觉体认和永恒追求,对社会境况的世俗关心和德化天下的人文关怀,注意人与自然的协调与共处,反对技术主义对自然资源和自然环境的不良影响,创造人类的生态文明,保护人类的生存家园,为健全的精神奠定良好的自然基础。

人文精神的内涵是尊重人的价值和人格,实现人性解放和人生价值的体现,充分调动人的内在潜能与积极性。它的本质是以人为中心,以人自身的全面发展为终极目标。它提倡把人的地位、尊严、价值、权利及自由与发展放在首位加以关怀;提倡对人的理解和关心、保护个人权益和以人为中心的道德观和价值观;人文精神更注重人与人、人与自然、人与社会多种关系的协调,尊重人生命的完整性。

(李莉)

第二章 医学人文

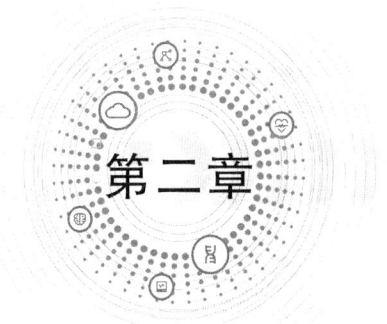

随着社会和经济的不断发展，人们越来越意识到健康的重要性。社会越进步，经济越发展，竞争压力就越大，人们对健康也越重视。对大多数医务工作者来说，因为每日总是忙忙碌碌，日常医疗活动中常常拘泥于"术"而疏于"道"，常常无暇静下心来思考"医学是什么""患者需要什么样的医务工作者""医务工作者给患者的第一张处方是什么""怎样做一个有温度的医务工作者"这几个最基本的问题。

一、医学、人文、医学人文的内涵

作为医务工作者，我们首先应该明白什么是"医学"。医学是以人为研究客体，处理人生命中的各种疾病或者病变，促进患者恢复健康，最终直接服务于人的一门学科。医学绝不仅仅是知识和技术，它是一门需要不断发展、不断创新的学科。其科学性就在于应用基础医学的理论来指导疾病治疗与健康促进的医疗实践，反过来又通过疾病治疗和健康促进的医疗实践促进基础医学理论的更新和进步。

健康和疾病是一个相对的概念，从健康到疾病会经历一个量变到质变且极其复杂的过程。生命的死亡和生命的表达既是生物学的，也是科学的和哲学的。

那什么是人文呢？人文是人类文化的简称，是人类社会的各种文化现象。在人类社会当中，人文既包含了人们外在的衣、食、住、行，又包含了人们内在的心理和思维活动。而本章我们所谈的人文是指重视人、尊重人、关心人、爱护人的人文。

那什么是医学人文呢？医学人文是研究医学与人文的关系，并从人文观念的角度，对各种医学现象和事件进行思考并总结的交叉性学科，也是探讨医学价值、医学规范、医学源流及与医学有关的其他社会文化现象的学科群，包括了医学史学、医学哲学、医学伦理学、卫生法学、卫生经济学、医学社会学等学科。

医学人文的核心是以患者为本，重视人、尊重人、关心人、爱护人，关爱生命、敬畏生命。

医学人文虽然是一门年轻的学科，但对人类社会发展的意义重大，需要我们不断探索和总结，并且不断创新。

二、医学人文的必要性

在医疗活动过程中，每个医务工作者需要面对不同的患者，而每个患者年龄不同、职业不同、性格不同、生活习惯不同、教育背景和文化程度不同、民族不同、宗教信仰不同。这就需要医务工作者以患者为中心而不是以疾病为中心，必须把患者视为一个活生生的有情感、有喜怒哀乐的整体来对待。因此医学是一门充满了人文精神的科学，十分强调人文关怀。这就要求医务工作者应该注意外形干净、衣着整洁得体、言语轻柔和蔼，应当具有耐心、冷静、谦虚的品质。医务工作者应该是科学与人文精神结合的典范，需要有完善的人性修养，在诊断和治疗的整个过程中始终对患者尊重、理解、关怀，与患者进行必要的、充分的情感交流，学会换位思考，将"仁爱""达理"作为必备的品格。

社会文明的不断发展伴随着对医疗服务质量要求的提高，科技的日新月异不断促进医学技术迅猛发展。各种现代化的医疗设备和新药不断涌现以改善人类的健康状况，但导致的"技术至善"主义使当今医学出现了非人性化的倾向。这种非人性化的倾向会使医务工作者认为看病仅仅是看病，人文关怀的缺失引起越来越多的医疗纠纷，导致医患关系紧张，这不仅无助于患者，而且会束缚医学本身的发展，从而危及医务工作者的职业发展，甚至是整个社会的发展。这就促使我们必须要花更多的精力来思考医学人文的必要性。

三、医学人文在医学模式转换中的重要作用

希波克拉底说："医术是一切技术中最美和最高尚的。"医疗服务中，除了必须具备精湛的医学技术、严谨的科学态度，还必须有温暖的人文关怀。人文因素在医疗过程占据非常重要的地位。

当前，部分医务工作者仍然对医学人文感到陌生，缺少必要的人文关怀理念和认识。以"唯科学主义"为指导的"生物"医学模式强调生物意义上的人，关注的主要是个体生命的保存、躯体的健康及人的生理价值，认为心理需求和社会需求无关轻重，忽视和淡化对患者必要的人文关怀和照料，没有正确认识到医学人文在临床工作中的作用和地位。医学诊疗越来越依赖医疗设备的更新和医学技术的进步，而过分依赖医疗设备和医学技术就会使患者成为在各种医疗器械下被"肢解"的不完整的人，医生仅仅关心的是"疾病"，而不关心患者的心理需求和情感需求，不尊重患者的人格，对患者的个性化也不关注，医疗过程中医务工作者缺少人文关怀，医患之间缺乏充分的沟通，而沟通不畅就会互不信任。受到当今社会拜金主义等思潮的影响，患者认为"看病难""看病贵"，可能导致医患矛盾的发生，从而引起医疗纠纷增加、医患关系紧张。

当然，有多种因素导致目前医患关系紧张，但是我们用什么来促进医患关系融洽呢？

除了政府实施医疗改革和便民政策，医院为患者提供力所能及的方便，医务工作者不断提高自己的知识和医疗技术及改善服务，医务工作者和各种媒体多多宣传医学知识等之外，更重要的是医患之间要多多交流和沟通，学会换位

思考，彼此了解、谅解、理解。医务工作者应该主动让患者了解医疗和医学的特殊性，同时也应该了解患者的焦虑和无助，关爱患者，把临床实践和对患者的关爱有机结合起来，并把关爱放在第一位，与患者建立良好、互信的关系，明白医务工作者的人文素养直接影响群众就医体验和改革"获得感"。

四、医学是科学、哲学和艺术的结合，医学人文串联其中

医学除了是一门科学，也是一门哲学。在医疗实践过程中，医务工作者应该有哲学家的思维方式，要有整体观念，分清主要矛盾和次要矛盾，以及矛盾的主要方面和次要方面，不仅要善于抓住主要矛盾和矛盾的主要方面，而且不能忽视次要矛盾和矛盾的次要方面。主要矛盾和次要矛盾及矛盾的主要方面和次要方面既对立又统一，在一定的条件下，主要矛盾和次要矛盾、矛盾的主要方面和次要方面是可以相互转化的。医务工作者要学会将理论与实践相结合，更要懂得具体问题具体分析，也就是强调个体化治疗，要有战略性思维，不能生搬硬套。

医学还是一门艺术，永远追求完美却又无法达到完美。医学与社会学、经济学、心理学、人文学、政治和宗教等密切相关。医学不仅仅是技术的产物，还应该是情感的产物，它是一种使命、一种责任。美国医生特鲁多（Trudeau）的墓碑上有句名言"To cure sometimes, to relieve often, to comfort always"（偶尔治愈，常常帮助，总是安慰）。这句话说明医学除了治愈疾病外，更多的是帮助和安慰患者。

医患的目标是一致的，这个目标就是治愈疾病。甚至可以说，医患是一个情感共同体，是一个战壕的战友。

和谐的医患关系可以使每个人都受益，而紧张的医患关系则可能使人人都蒙受损失。信任是构筑良性医患关系的基石，而共情是医患关系的润滑剂。"仁心"应是医务工作者的共同追求，"尊医重道"则应成为社会的价值取向。

随着社会的发展和医学的进步，医学模式从单纯的"生物"医学模式向"生物—心理—社会"医学模式转变，而"生物—心理—社会"医学模式重视

心理和社会因素在医疗过程中的作用，体现了医学人文的回归，它要求医疗实践中不仅需要懂科学的医生，更需要通人文的好医生。

我国医学人文学从无到有，虽然目前有了长足发展，但仍缺乏学科间的交流与融合，没有形成与医学科学相匹配的医学人文学科群。因此，加强医学人文建设，弘扬医学人文精神就显得十分必要和迫切。为保证医疗卫生事业健康发展，从而推进健康中国建设，真正实现医学模式从"生物"医学模式到"生物—心理—社会"医学模式的转变，就必须培养并依靠大批具有高精尖医学技能且具有丰厚人文素养的新型医学人才。

五、医学人文的核心是以人为本

医生是一个复杂的职业，具有挑战性。对医生而言，这份职业具有高要求，不仅仅有技术方面的要求，还有人文方面的要求。这种高要求体现在医学技术、与患者的沟通和管理及人文等方面。

"大医精诚"的意思是始于心诚，而成于精湛。著名医学家郎景和院士曾经说过："医生给患者的第一张处方是关爱。"我国现代普通外科的主要开拓者裘法祖教授也曾经说过："才不近仙者不可为医，德不近佛者不可为医。"这就是说，医务工作者对患者要有一颗关爱的心，这一点是非常重要的，因为医学是一门有温度的学科，医务工作者所面对的是活生生的人，而不仅仅是病，不同的患者存在民族、地域、年龄、感情、性格、社会地位、社会经历、爱好、文化水平、经济状况、家庭背景、家庭地位、宗教信仰等方面的差异，而这些差异有时候会决定患者的最终疗效。这就需要医务工作者善于沟通，学会换位思考，站在对方的角度考虑问题。医务工作者应该常常思考，假如自己是患者或者患者家属，想寻找什么样的医院，找什么样的医生，想要什么样的护士，希望什么样就医服务和环境。而这些所想的医院、医生、护士及医疗服务和环境，就是医务工作者和医院管理者应该提供的。我想每个人都希望遇到能够换位思考的、有温度的、细心耐心的、和蔼可亲的医务工作者，良好的就医环境，温馨的就医氛围吧。

在职业生涯中，医务工作者难免面对各种压力，有时候甚至不被患者或者家人、同事认可，努力了也不一定有回报。努力做好自己喜欢的事情，需要热情和毅力。

六、医学人文发展赋予了医务工作者更高的职业素养要求

无论从医的初心如何，好的医务工作者都是对自己有高要求的人。在临床工作中，医务工作者需要善于学习，不断学习医学专业知识，既要技术过硬，又要博学多识，而了解文学、艺术、哲学、天文、历史、经济、地理、军事等方面的知识，将有助于临床工作的开展。医务工作者要明白，医学是一门随着社会和科技的发展而不断发展的学科，需要医务工作者不断创新。

医务工作者要明白医学蕴含着哲学，既要原则性强，又要在做决策的时候绝不刻板、僵化，治疗疾病的时候既要善于抓住主要矛盾和矛盾的主要方面，又要注意不能忽视次要矛盾和矛盾的次要方面，要具体问题具体分析，实事求是，不能生搬硬套，也就是个体化对待每个患者的每种疾病，特别是当指南中有一级、二级等多种推荐时，应根据临床实际情况进行灵活调节。医务工作者同时要明白并深刻领会"大道至简"的道理，要知道每种治疗方法都有其适应证和禁忌证，选择治疗方法要灵活，要有战略性思维，站得高才能望得远。医务工作者也要明白扬长避短，善于取舍，适合的才是最好的。总之，医务工作者要善于应用哲学中的辩证唯物主义。

郎景和院士说过，一个优秀的医生应该要做到科学与人文相互交融，这就需要医务工作者有完备的基础知识、优秀的思维、有效的工作方法、健康的心态、和谐的相互关系。不仅仅医患之间关系要和谐，同事之间、上级医务工作者与下级医务工作者之间也需要和谐的关系，这在很多医疗过程中都非常重要。

优秀的医务工作者也应该要有很好的人文修养，正确看待自己，正确处理与患者的关系，因为医务工作者的品格和作风不仅仅是其技术能力的体现，还是其人格魅力的体现。所以郎景和院士建议医生应该去学习一点文学和艺术，学一点哲学来充实自己、丰富自己。科学追求真理，医德追求善良，艺术追求美感。真、善、美不仅是每个人的追求，也是每位医务工作者的责任与使命。

医务工作者要有仁性、悟性、理性、灵性、乐趣、兴趣、情趣，更要敬畏生命、敬畏患者、敬畏医学、敬畏自然。医务工作者既然选择了医学，就要热爱这份职业。只有热爱才不会感到辛苦。

医学大家之所以成为大家，就是因为他们有很高的医学素养与人文素养，他们在面对患者的时候传递的自信会让患者感受到信心，有时看似举重若轻，其实在他们内心或许早已掂量许久。

七、如何提升医疗服务中的温度

首先，医务工作者应该改变在诊疗过程中"只见病不见人"的观念，详细了解患者的心理与情绪及社会地位、经济状况、民族、宗教信仰、家庭关系、家庭地位，重视与患者和家属的沟通。在与患方沟通的时候，医务工作者要注意沟通时的手势和表情、言语的轻重缓急，要时时给予关爱。医务工作者要使医学实践从单纯追求药物、手术的疗效转向追求治疗安全、持续有效、微创或无创、改善预后、经济耗费低和尽可能好的生活质量。

其次，对于医院来说，一方面，服务流程和医院的环境设施的设计要设身处地为患方着想，让患方尽可能感到方便、温馨、舒适，医疗过程尽可能高效、优质，要努力为患方提供全方位的人文关怀。另一方面，在医疗服务对患方更加人性化的同时，医院也要尊重并关爱医务工作者。医院在要求医务工作者去关爱患者之前，首先要让医务工作者得到关爱，因为得到关爱的医务工作者才能更好地去关爱患者、爱护医院，才能全身心投入医疗过程中，形成一个良性循环，彼此相互促进，既有利于患方，又有利于医务工作者和医院，改善医患关系，从而形成良好的社会就医氛围。医院管理者需要加强对医务工作者的人文关怀。医院管理者和医务工作者不是约束与被约束、控制与被控制、监督与被监督的紧张对立的关系，医院管理者和医务工作者也应该多交流多沟通，彼此真诚相待，成为良师益友。医院管理者要尊重和理解医务工作者，关心他们日常工作和生活中所遇到的困难，并及时予以解决。医院管理者也应建立健全规章制度来促进医务工作者事业的发展，为他们搭建施展才华的平台，让他们感到前途有曙光、奋斗有希望，鼓励他们在为患者服务的过程中实现自身的价值,增强他们工作的幸福感和获得感。

希望医务工作者拥有有趣的灵魂,尽可能做帮助患者的事情,最终成就更好的自己,体现自己的个人价值和社会价值。

(李崇国　廖洪飞)

第三章 肿瘤叙事医学

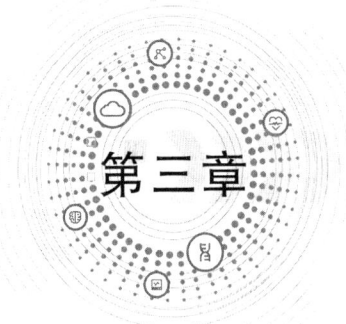

叙事，就是叙述、讲述一件事。肿瘤叙事，就是谈论肿瘤相关联的事情。肿瘤叙事医学，就是带有感情色彩地分析和记录肿瘤患者的心路历程，并把患者的实际需求、意愿整合进医疗行为和临床实践当中。我们记录病例的时候，强调的是科学性，把一些我们认为无关的信息全部舍弃，这样就没有一点人情味儿。现在的叙事医学要求在一个科学病历、科学记录里面体现人情味儿。前因后果一定要说清楚，引人入胜的精彩语言也必不可少。叙事的结果要有一点正能量，对研究肿瘤的医生和患肿瘤的患者要起到帮助和引导作用。医生通过完成叙事医学实现对自己心灵的清理和精神的跃升，把困惑和（或）抑郁倾诉出来，给自己正能量；同时，让患者知道，医生也是有血有肉的、有人文情怀的个体。叙事医学是连接患者和医生的桥梁。

前段时间，我把叙事医学的文章发给了《宜宾日报》资深编辑王明安先生，请他指导。他说从来没有接触过叙事医学，觉得力不从心。在我再三要求下，他仔细阅读了文章，并得出了四点非常精辟、感人的体会。我觉得非常准确。医生应该向各行各业学习，不要关起门来自娱自乐。关于叙事医学，虽然医学是我们的强项，但叙事是文学，并非我们的专长。

王先生说："医生要有生命至上的一个理念，在叙事医学里体现生命至上的理念，使叙事彰显人文关怀、医者仁心；要有独特的角度，独特的角度使整个叙事精准深刻，充满灵性；要有捕捉细节的能力，让叙事真实生动，感人至深；要有文字表达的功底，使叙事既有文采又有美感。"

我的第一篇肿瘤叙事文章是晋升副主任医师后写的《有这样一本书》，其所指的让我有感悟的书叫《癌症与我》（中国友谊出版公司，1984），主角是一位患了癌症的医生。这本书记录了他患癌症后痛苦的感受，以及深切的期盼。作者叫翁广安，毕业于台湾的大学，移民到美国做了麻醉师，生活很稳定，妻子小林也进入牙科学习。万事无忧的一家人幸福地利用假期到欧洲旅游，在欧洲旅游期间，翁医生出现了血便……幸福平静的生活从此被打破，他内心深处拒绝接受这个现实，他恐惧、无助、否定、怀疑。"为什么癌症会找上我？""我没有任何不良习惯，我认真工作为社会做贡献。"他接受了治疗。在切除肠道原发病灶后，又因为肿瘤的肝转移再次手术，经过多次化疗，病情反复，最终恶化。翁医生痛定思痛，把自己的患病经历写成了这本书。书中，他饱含热泪地坦陈了自己的心路历程，书的最后一章是"面对死亡"，他只完成了一半就撒手人寰，由他的妻子补充完成。

1984年从重庆医学院（现重庆医科大学）毕业时，我阅读了这本叙事体的《癌症与我》，坚定了我从事肿瘤专业的决心。医生一辈子总要解决一点点医学难题，做出一点点贡献，比如为肿瘤事业贡献自己的力量。

我的第二篇肿瘤叙事文章是《最后一课》。不同于歌德先生的《最后一课》，美国教授离开大学时要"自定义"内容授课一次，称为"最后一课"。我的《最后一课》是PPT演讲版。我一直觉得PPT是一种特殊载体，很灵活，可以增加、删减和切入"活"的文体。《最后一课》的主角兰德是一位美国大学的工科教授，他确诊胰腺癌并转移时，把自己的CT片引入告别课堂的"最后一课"中。他通过叙事，讲自己的病灶，讲自己今后陪伴家人及与胰腺癌战斗的计划，讲自己想成为橄榄球队成员的理想。他的视频感人肺腑。我在新生入学、新职工入职培训及医学继续教育中多次讲述《最后一课》，希望有更多的有识之士加入肿瘤工作或者肿瘤研究之中，建立肿瘤专业的强大统一战线。讲授时间长短自己定，怎么"植入"自己定，要考虑演讲的主题和时间、听众的类型和自己的心情。PPT真的很灵活，演讲时还可以添加内容或者选择一带而过，就要看时间和观众的反应。甚至，在提问环节还可以适当补充、发挥。

张雁灵先生出版《医声》一书时，我组织科室成功投递了6篇文章，建立了叙事医学的同盟军，有志同道合的人工作时就不孤单了。我的文章是《叙事能手白求恩》，白求恩先生本来就是"表达狂"，又做过3个月的新闻记者。毛主席曾高评白求恩的写作能力，并写下《纪念白求恩》。医生们应该学习白求恩，但了解白求恩绝不能停留在《纪念白求恩》那一点点内容之中。我购买过两次材料真实丰富、叙事亲切感人的传记《手术刀就是武器：白求恩传》。白求恩先生有二十多项专利发明，也是移动式输血的创始人。他的"肋骨钳"至今仍是做开胸手术时的"神器"。白求恩先生患了结核，就在"偶尔治愈，常常帮助，总是安慰"的撒拉纳克湖畔的特鲁多医生疗养院接受"姑息"治疗，那时没有异烟肼、利福平，胸外科医生白求恩先生最后靠自己的"人工气胸疗法"闭合了结核空洞，将自己治愈。当然，是不是真正治愈我不知道，但是，从此白求恩就雄赳赳气昂昂地恢复了工作，还上了战场。我认为人工气胸疗法的原理，对于肺癌抗血管生成后的空洞有借鉴作用，值得我们深思。白求恩除了在医术上是我们的模范典型，还是有着丰富情感、实至名归的叙事大师，他将文字与科研完美融合。他在西班牙战场，写下了著名的散文诗《红月亮》；在中国战场，写下了小说《哑弹》。在另一篇小说《伤》中，他形容伤口为"有些伤口像干涸了的小池沼，起一堆堆泥土似的腐肉，有些伤口的边缘已经溃烂了，周围变成紫黑色的坏疽；有些外面整齐的伤口，在肉面已经溃烂脓疱，沿着结实的肌肉，脓血活像一条沸腾的小河似的流淌去"。他在文中形容换药纱布为"洗净了的方块小纱布，晾展在低矮的树上，就像大朵大朵地敠成一团的木兰花"，把八路军医院的简单物资处理描述成诗一般的文字。他观察仔细，分类详细，描述诗化，文章最后说："千百万的日本工农是受伤了，他们受了重伤在眼睛上，白白被骗到中国来送命。"白求恩既有高尚的道德，又有极其丰富的内心情感和表达能力。我的高光时刻是在四川省专科医生师资培训"医患沟通"时加入了白求恩先生的内容，引起了在线听众的热烈反响，让我激动万分。

我建立了一个微信公众号"谈叙事医学"，自己写，也鼓励别人写。在一次四川省肿瘤学会的肿瘤心理与健康专委会年会上，我做了简短的"泛叙事医学"讲座，一些进修生、实习生刚接触叙事医学觉得生疏，我建议可以从新闻写作开始学习。例如，我科进修生张欢记录了一次宫颈癌教学活动，除了时间、地点、人物、事件以外，就没有内容了。我建议挖掘讲者相关经历。讲者李老师刚刚在川南分享一例药物临床实验管理规范（GCP）案例，是伴有肾衰竭的复发性宫颈癌患者，参加临床试验后达到了完全缓解，此类病例鲜有，值得分享。此外，宫颈组以活性骨髓保护为主要研究方向发表了好多篇 SCI，荣获四川省科技进步三等奖，也值得分享。这样一来，张医生对宫颈和宫颈癌有了更深入的了解，相关内容也作为一种"储存"刊登在医院官网上，张医生及其进修单位均名列其上，算是个小小的激励。

微信公众号中，同行们的叙事文章有对带教老师"合理用药"的读书笔记，有进修实习感悟，有对管理患者的总结和反思，林林总总，我归纳为"泛叙事医学"。一切有利于临床工作、临床科研和教学，有助于启发悲天悯人思想的活动都可以囊括其中。这也是同行之间的互动场所，写新闻总结是主动学习，比被动好。

科普就是医患沟通的叙事医学实践，非常重要。

肿瘤中心是一个充满了负面情感的地方，不仅肿瘤患者会痛苦、恐惧、绝望和无助，医务工作者也会因工作压力而产生焦虑、压抑和抑郁等情绪，会因失误而感到困惑、愧疚和怀疑，会因患者或家属的不信任而产生沮丧、愤怒和悲伤。医务工作者要如何通过叙事医学实践来缓解负面情绪，并实现情感共鸣呢？让我们一起来看看发生在肿瘤中心的那些事儿吧！

故事一：生涯逆旅皆过客，众人陪你立黄昏。（黄医生的故事）

月亮还是早早就窜了出来，促织的声音已此起彼伏，下班回家还来不及歇息，微信的声音却骤然响起。抓起手机一看，原来是左阿姨发来的消息："小黄，你看这湖漂亮吧，什么时候过来玩？""好啊，可惜没时间啊。""哎呀，这几年阿姨都跑了好些地方了，不枉此生。""真羡慕，最近你怎么样啊？""挺好，偶尔有点咳嗽，其他没什么……"

手机上发着消息，脑子里自然浮现多年前的画面。那是 2014 年 1 月，寒冬将去，青草欲发。那天窗外的太阳很亮，病房的灯很亮，吹过来的春风很香，可是我看不见她眼里的光，或许是她低着头的原因吧。

左阿姨当时 55 岁，2013 年在四川大学华西医院做了检查，诊断为肺腺癌伴胸膜转移，晚期。华西宫友陵教授为她做了 4 周期培美曲塞+顺铂的化疗方案，来我们科做维持化疗。可能是因为多次化疗，左阿姨的精神并不好。2014 年 4 月，陈主任团队综合考虑下给她做了放疗，放疗结束后左阿姨却不能做维持化疗了。

本以为治疗能让她彻底重享人生的美好，不料仅仅 1 年多后出现肿瘤进展，胸腔积液里面查见癌细胞。本想她是不吸烟的女性，应该大概率有使用靶向药物治疗的机会，却不曾想送检基因检测都是阴性，既往化疗又让她骨髓的功能极差，无法耐受，真是福无双至，祸不单行。

好在，我们并没有放弃。团队经过查阅文献和向各方业内专家求助，深思熟虑后，2016年6月开始选择让左阿姨服用血管生成抑制剂阿帕替尼，服药后左阿姨出现手足综合征、高血压等不良反应，经减量、降低服药频率等多种尝试后，终于在疗效和不良反应之间取得平衡，而且享受到了赠药政策，没带来太大经济负担。此后的复查，不仅能看见她肿瘤消退的CT片，还看见她全国到处游玩的照片。

先贤早已成为沿途的路标，指引每一位后来者。登山无须畏险，我们可以披荆斩棘，傲霜斗雪，亦可以成为新的踏脚石、新的路标，让再后来者从容迈步山巅。希望我和左阿姨，以及更多的人永远未完待续……

故事二：打完谷子回家有饭吃。（李医生的故事）

李阿姨是我的患者，肺癌晚期，以严重的呼吸困难、疼痛就医。第一眼看到她的时候，她面色青紫，两眼无神，不能平躺，提着气断断续续给我说，她已经一个星期没睡着觉了，也吃不下东西。

经过仔细检查，我们找到了她呼吸困难的原因：大量心包积液、双侧胸腔积液及肺动脉栓塞。随着紧急穿刺置管、引流、灌注化疗、静脉化疗、抗凝等一系列治疗的开展，一个疗程下来，复查发现病情得到了控制，肺上的包块都明显缩小了，李阿姨的状态也一天比一天好。

到了接受下一疗程治疗的时间，罗叔叔（李阿姨的爱人），一位地地道道的农民，是个直爽人，每次带李阿姨来治疗都是风风火火的，来了就会问：李医生，我们哪天可以出院。这次也不例外。

我忍不住笑了，说："每次都是刚来就要问好久走，忙得很哇？"他说："不是耶，要回去打谷子嘛！"我一阵惊喜："李阿姨可以帮你打谷子了？""不是，没让她做那些！但是她医了真的好多了，至少我不用煮饭了，打了谷子回家就有口饭吃。"

听了这话，我倍感欣慰。还记得，当初刚来的时候为了尽快缓解李阿姨的呼吸困难，我们连续2天加班为李阿姨治疗，周末也天天去放积液、灌洗、打药。虽然确实辛苦了些，不过想起李阿姨从最开始的彻夜难眠，到可以半卧位入睡，到平躺，然后可以离了氧气下地活动，再到现在的生活自理，瞬间成就感满满，觉得一切付出都是值得的。

一把把穗子，在热浪的秋天摇摆挥舞，变成了一粒粒金黄的谷子。远处飘起的炊烟，是等待家人回家的信号，愿所有癌症患者都可以早日康复，能回家给家人做口热饭吃。

故事三：温暖而光明的生命。（欧阳护士的故事）

住在肿瘤科428病床的陈叔叔是一名晚期淋巴瘤患者，缠绵病榻多年，曾辗转省内多家医院治疗，现在病情危重，生存期最多3个月。

"小陈，我们好不容易盼到了退休，生活刚闲下来，开始享受天伦之乐，没想到得了癌症，虽然你们主任已经说得很清楚了，但我希望能拖一点时间算一点时间，说不定新的治疗方式就要出来了，老陈就有救了……"陈叔叔的爱人刘阿姨一边握着我的手一边悄悄地说着，眼角闪烁着泪花。

陈叔叔第一次主动与我们交流，是入院后第13天的病友会上，志愿者盲人歌手黎洪受邀到病房为大家弹琴、唱歌。陈叔叔感慨着黎洪的经历，被他身残志坚的精神感动。

病友会结束后的第3天，陈叔叔做出了一个重要决定："死后捐献出自己的眼角膜，帮助别人看见这个美好的世界。"陈叔叔虽然声音不大，但每个字都铿锵有力："我也希望，死后还能用清晰的双眼回望爱我的人和我爱的人。"在科室医生、护士、家属、病友的见证下，陈叔叔郑重签下了角膜捐赠书。

黎洪在得知陈叔叔捐献角膜的事迹后，再次特地来到病房，他说："作为盲人我渴求光明，所以更懂得您的奉献对于视障人士来说是多么珍贵，意义是多么重大！"这一次，他们一起合唱歌曲《你是我的眼》，陈叔叔几度落泪、几度哽咽。

和陈叔叔家人共同协商后，在阳光明媚的11月11日，我们团队为爱花的陈叔叔举办了一场冬日赏花会。大家一起感受冬日阳光的温暖，畅谈生命的美好、憧憬祖国的强大。最后，陈叔叔还携众亲友为大家送上亲手培育的兰草，一起将其共同栽种在五楼的小花园内。陈叔叔亲吻兰草时，阳光洒在他身上显得无比明媚、温暖又安宁。

患者临终前的这段时间和表现，对于大家都是一场意义非凡的旅程。虽然死亡是个不得不面对的医疗极限，但在大家的共同努力下，家人的爱重新凝聚，患者和家属做好心理准备，及时完成未尽的心愿、及时表达心中的爱，最终让爱圆满，让患者的灵魂得到安息，让生命的正能量得到延续。

故事四：底洞豆腐干的香味弥漫在整个肿瘤中心。（张医生的故事）

"张医生，感谢您这段时间的辛劳，我爸爸的疼痛明显好转啦，今天我来给他办出院。"刘叔叔的女儿爽朗地说道。

刘叔叔，五十多岁，肺癌骨转移、脑转移。他的女儿和我年纪相仿，个子不高，圆圆的脸庞，微胖，小时候父母离异，本来判给妈妈的她，因为父亲担心她跟着妈妈再嫁受委屈，将她接回了宜宾。刘叔叔是学校后勤工人，靠着这份工作养家糊口。后来有了现在的妻子，一个卖手工豆腐干的阿姨，她卖的"底洞豆腐干"在当地小有名气。从刘叔叔女儿口中得知，她是一个精明能干的人。

或许因为当时已年满16岁，生活在组合家庭的女儿并没有受到多少影响。她开朗爱笑，乐观豁达，身上感觉不到一丝怨气。从知道父亲病情，到每次陪着父亲住院放疗化疗，跑上跑下，她都积极面对，对医务人员也是充满体谅与感谢。这一次，刘叔叔多个部位骨转移，疼痛难忍，经过放疗后疼痛有明显好转，女儿来办出院手续时提着一大包豆腐干让我们品尝。不同于超市里包装好的豆腐干，"底洞豆腐干"有它的特别之处，里面混合着很多花生粒和芝麻，不管是白味还是红味，都有一种花生、芝麻的香味在里面，让大家回忆起小时候吃年货的感觉。并且，这豆干出自一位精明能干、乐善好施的人之手，想必用这"温暖"和充满"爱意"的调味剂做出来的豆干更耐人回味吧！

刘叔叔的疼痛得到有效控制后，回家到店铺里可以给妻子搭把手。一个人不论能力大小，只要人在，这个家就感觉充满期待，这可能就是有些家人倾尽全力也想让患者活得更久的意义吧。作为医生，更应该理解患者和家属的意愿，在生活质量和生存时间中找到努力的意义，不要轻易熄灭一个家庭的光。

（贾钰铭　张倩　李婷）

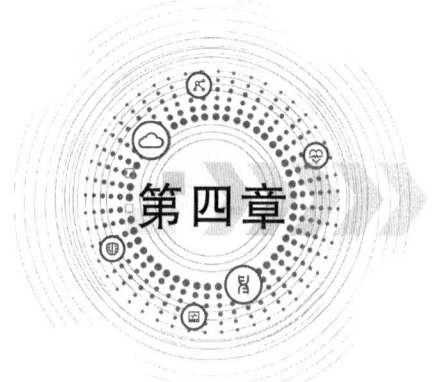

第四章 肿瘤医学伦理

　　癌症是一种令人恐惧的疾病。虽然癌症的治疗已经取得了长足的进步,也有众多的患者通过治疗获得了不错的预后,但是一旦被确诊为癌症,无论是接受外科手术切除、内科药物治疗、放疗还是综合治疗,患者总会觉得自己很少能真正掌控疾病的预后与结局,并且对于诊疗相关问题,他们也常常较为敏感。一位癌症患者总结了自己被诊断为癌症的经历,她这样写道:"癌症患者往往会清晰地回忆起自己被诊断的那一天,就如同灾难发生。'很抱歉,但是……'医生开始了,你的心跳开始加速,手心冒汗,血液流过血管的声音让你忘记了周围的一切,除了医生的声音说道'你确诊癌症'。"

　　癌症将会改变一个人生活的方方面面,很多情况只能依靠想象才能体会得到。虽然癌症患者并不一定初始诊断就是癌症晚期,但它肯定是个坏消息。要战胜这种疾病,首先个人要有勇气和毅力,还要有专业医务工作者的参与。我们必须明白,作为医护人员,我们不仅要照顾和治疗患者,还要兼顾患者家属的情绪。癌症患者会经历各种各样的情绪,医务工作者除了在认知和知识上要有充分准备,还必须具备抚慰患者所经历的情绪的能力,这就需要肿瘤专业的医务工作者提升个人交流和安抚能力。

　　为了更好地处理癌症患者治疗过程中所涉及的伦理问题,医务工作者应该从生物医学伦理学方面考虑。生物医学伦理学所涉及的原则主要包括自主、慈善、保密、正义、不伤害、角色忠诚及真实性等七个方面。医务工作者均需自觉遵守。

1）自主：患者享有不受他人干预自行决定的权利，并且在控制自己行动和决策能力独立性和自由性上应受到充分的尊重。从理论上讲，每个人都应该承认和尊重他人的社会独特性和道德价值，包括宗教信仰。在医疗卫生领域，这意味着患者自己做出的选择和规划自己生活的能力应该且必须被尊重。

2）慈善：慈善被定义为做好事，呼吁医务工作者为患者的最大利益而行动，即使可能因此带来不便或必须做出牺牲。姑息治疗在肿瘤治疗过程中可以被认为是慈善的一种形式，它有助于减轻患者的疼痛和痛苦，因此被认为是在"做好事"。但在某些情况下，尤其是在患者已经明确表明不希望通过任何方式延长生命的意愿后，姑息治疗便不能被视为慈善的行为。对于终末期癌症患者的照护，需要花费大量的时间、精力、物力和财力，作为医生，需要考量如此进行下去的必要性，并咨询患者及其家人的想法和意愿，再决定是否继续治疗。

3）保密。保密原则是指患者向医务工作者所提供的信息，以及医务工作者在履行职责过程中所得知的与患者相关的信息，均属患者个人隐私，应当保密。在医疗卫生领域中，保密是以强制性保守秘密为基础的，其中涉及的秘密有三种类型，即自然秘密、承诺秘密和职业秘密。自然秘密是指所涉及的相关信息如果被泄露出去自然是有害的；承诺秘密是指个人承诺他人不会泄露所涉及的相关信息；职业秘密是医疗卫生领域中最重要的一类秘密，是指在医疗卫生实践的过程中所获得的知识和信息，一旦被泄露将会对患者造成伤害，同时也会对依赖该专业提供重要护理和服务的职业及社会造成伤害。医务工作者保守职业秘密的义务，不应局限在生物伦理学的范围内，还应在法律的范围内保护患者的相应权利。

4）正义。正义是一切涉及公平与平等对待的道德原则。本质上，正义原则的应用，要求确保人与人之间的公平和公正。不论患者疾病性质、年龄、性别、性偏好、社会经济地位、宗教信仰、民族血统及其他相关因素如何，医护人员对待所有患者一视同仁，被视为正义的一种形式。

5）不伤害。不伤害是指医务工作者应尽量避免对患者有害的行为，主要表现为避免错误处理患者及其他任何被认为对患者有害的方式。这也是大多数医务工作者都能够背诵的《希波克拉底誓言》的第一部分："首先，不要伤害。"

6）角色忠诚：角色忠诚提醒医务工作者必须忠于他们在医疗卫生环境中所扮演角色的基本准则。

7）真实性：真实性是医疗卫生实践领域的诚实。在涉及民事案件、刑事案件、涉嫌虐待儿童和老人及公共卫生安全事件的情况下，医护人员也应尽可能遵循保密原则，保护好患者信息，只有在被依法传唤的情况下才回答相应的问题和披露相关信息。

肿瘤医务工作者在临床实际工作中要遵守以上七项生物医学伦理学基本原则。在与患者及家属的交流互动过程中时刻涉及伦理决策，不同的互动形式将产生不同的伦理决策模式，主要包括工程或分析模式、牧师模式、合作模式及契约模式等。

1）工程或分析模式：将医务工作者视为处理事实的科学家，而不考虑患者的人性方面，这是一种非人性化的模式，通常是无效的。例如，在工程或分析模式当中，医生认为患者只是肺部或大脑等器官，而不是有思想、感觉和情绪的个体，这种模式在对癌症患者的治疗中是极不恰当的。

2）牧师模式：提供给医务工作者一种神圣的、家长式的态度，这种态度让医务工作者可以在患者不在场的情况下为患者做出决定，通过赋予医务工作者医学上的专长，以及道德问题上的权威，增强了患者失去控制的感觉。体现这种模式的一个例子就是医务工作者强迫患者遵守治疗计划或程序，因为有医生的命令或是已知该疾病在治疗过程应有的不良反应，便无视患者是否疼痛或舒服（舒适）。

3）合作模式：为医患双方提供了一种合作完成医疗程序的治疗方法，它包括分享、信任和共同目标的考虑。该模式给予患者更多的自我控制权，同时也能让患者对医生产生信任，并维护他们的尊严。例如，医生需要更多时间来熟悉患者并倾听患者的需求，医生通过花时间与患者互动，理解患者的具体需求和状况，进而促进医患之间的信任和合作，使医生能够帮助患者配合治疗。尽管合作模式需要花费更多的时间，但对于癌症患者的人性化治疗至关重要。

4）契约模式：这种模式强调患者在治疗过程中既有决策权，又需遵循医生的专业指导。虽然患者掌握着治疗决策的控制权，但这种控制是在医生提供专业建议和治疗方案的基础上进行的。通过这种方式，医务工作者与患者之间的关系得以维护，并且形成了明确的合作契约。契约不仅作为决策的依据，也明确了双方在治疗过程中各自的责任和义务。通过共享信息和责任，医务工作者和患者能够共同参与并促进治疗过程的顺利进行。

肿瘤科医务工作者面临的伦理决策主要包括专业精神的应用及个人道德理论的选择、医患互动模式的选择。其中所面临的困难是医疗卫生领域形势和患者意识形态不断变化，以及肿瘤医学在一个高度技术化和极不个人化的环境中不断发展的结果。当一些医务工作者意识到他们从未选择或验证过他们所赞成的伦理学理论时，可能会出现更多的分歧。伦理学基于价值观，并且来源于四个主要方面：文化、经验、宗教、科学。为了认同伦理理论，必须先审视其个人价值观。尽管个人从资源上所获得的价值观有所不同，但是研究表明，文化和宗教处于价值观发展的前沿，许多学者同意，宗教（甚至缺乏宗教信仰）是文化的一部分，了解患者的文化和宗教信仰对于理解其根本价值观至关重要。价值观是关于什么是可取的和无形价值的核心信念，为个人对自身的决策提供了基础，有助于我们更好地评估患者。

人们并不是特别容易去审视和阐明自己价值观，出于这个原因，一些人试图寻求一种有用的方式来做到这一点。伦理学家路易斯·拉什便是这些人中的一员。在20世纪60年代中期，拉什发展了他的价值观澄清理论，他通过制定价值观澄清练习，以帮助人们发现、分析和优先考虑他们的个人价值观。这个练习中包含一些问题，这些问题促使个人根据他们对特定话题的特定感觉做出选择，并检查与他们选择相关的感觉。通过完成练习，拉什希望人们能够发现并描述他们的价值观，他还试图鼓励这些人每天展示他们发现的价值观。在临床实践中，发现个人价值观有助于肿瘤医生职业价值观的形成，促使他们为患者提供更加优质的医疗和护理。

患者应积极参与自己的治疗，他们对自身权利、需求及治疗方案可利用性的认识，使得机会与困难并存。患者在治疗过程中的责任，也将随着患者所获得的知识而增加。

癌症常常使人联想到死亡、外形毁损、无法忍受的疼痛及痛苦。大约35年前，医务工作者所面临的核心伦理问题是在癌症治疗过程中是否将患者确诊为癌症的结果如实相告。如今，随着医疗水平的发展，癌症患者可以得到更加有效的治疗，生活质量也得到极大提高，甚至有可能被治愈。然而，伴随着治疗技术的进步，伦理问题也随之变得更加复杂。

医务工作者应能够跨越宗教、社会、文化和年龄的障碍，倾听患者的意见，把握患者的真相，并尊重真相。从某种意义上说，为了有效支持患者进行治疗，医务工作者必须精通每位患者的个人语言。这种能力是非常重要的临床技能，医务工作者应该高度重视对倾听和交际能力的学习和掌握。

真实性这一原则，是知情同意所必需的。以前，对确诊癌症患者撒谎是一种常态，因为有的医务工作者认为对癌症患者说实话会对其带来毁灭性的打击，因此，宁愿让患者对自己的病情一无所知。然而，多年来的研究已经得出结论，其实癌症患者希望知道自己的诊断结果，且并不会因为事实真相而遭受难以处理的心理打击。

每个人都可以自由地做出与自己生命相关的决定，即自主原则。自主的概念对伦理学至关重要，因为没有某种自主意识，就没有责任感，没有责任感则谈不上伦理观。在传统的癌症治疗中，患者的自主通过"同意"的实践得到进一步保障。医生应致力于提供具有同情心和尊重患者尊严的合格的医疗服务，应诚实对待患者和同事，应为患者提供有用的相关信息。患者应该被告知并了解自己的病情，理解和同意自己的治疗，并且应该负责任地参与到自己的治疗当中。知情同意的基本要素是患者了解和参与自身医疗保健的权利，知情同意是随着时代变迁在社会学和法律上发展起来的。每个患者都有权在施行手术或治疗之前得到与手术或治疗相关的信息。"同意"包括三个重要方面：沟通、伦理和法律。同意的沟通方面包括医生应告诉患者必要的信息，以便患者能够做出决定、采取对自身最有利的行动。在患者的治疗过程中，同意的伦理方面可能涉及医务工作者的"有益方式"（提供他们能达到的最佳治疗水平）和患者自主权（患者有权做出自己的决定，甚至那些被认为不好的决定）之间的冲突。同意的法律方面是患者在同意过程中享有通过指导方针和法律系统建立的合法权利。虽然有几种类型的"同意"，但知情同意是最关键的，对于被认为具有侵入性或重大风险的所有程序、治疗和研究，必须以书面形式获得患者的知情同意。知情同意被认为是一种程序，患者可以根据医生或指定人提供的信息同意或拒绝治疗。患者必须充分了解手术或治疗的性质及相关风险，包括并发症、不良反应和潜在死亡率、期望的结果，以及可能的替代手术或治疗。为了获得患者合法的同意，患者及其指定人员必须为具有民事行为能力的成年人。

近年，随着科技的进步，对临终患者及其家庭的照护，都发生了翻天覆地的变化。临终关怀的发展从伊丽莎白·库伯勒·罗斯博士的《死亡与临终》出版，提出将治疗转变为关怀开始。照护晚期癌症患者，必须要探讨患者的有关权利、拒绝治疗和生活质量等问题，并且还需要了解癌症患者的情绪状态。对死亡的恐惧基本存在于所有人类中，患者害怕与之相关的诊断、治疗和疾病。罗斯博士认为，个体患有晚期疾病或者经历了其他对生活产生负面影响的灾难性事件后，由此而产生的悲恸循环周期，可分为以下几个阶段：

1）震惊：听到坏消息后的最初反应。

2）否认：假装事实并非如此，属于机体的保护性反应。

3）愤怒：压抑情绪和挫折的外在表现。

4）讨价还价：试图找到摆脱这种局面的方法。

5）抑郁：对事实的默认或者对结局的无可奈何。

6）尝试：寻求解决问题的现实方案。有些人甚至期待奇迹出现，或者病急乱投医、找寻偏方。

7）接受：应对形势，找到前进的道路。

那些处于悲恸循环周期的人显然经历了高潮与低谷。医务工作者工作的一部分内容就是确认患者处于悲恸循环周期的哪一个阶段，并提供相应类型的情感支持，使患者可以顺利地渡过该周期。患者需要倾听，发现患者的共病指数更有助于识别和应对患者的情绪需求。

尽管晚期疾病的最后阶段是显而易见的，但其开始并不明确，在治疗转移性癌症患者的过程中的某个时刻，治疗就需要从积极治疗转变为姑息治疗，从努力抑制肿瘤生长转变为试图控制症状。治疗目标必须改变的信号包括对肿瘤进展的认识、未能有效控制肿瘤、患者身体状况的恶化，以及患者对追求先前重要目标和快乐失去兴趣。这个决定很少是有困难的，相反，它反映了家庭、照顾者和患者自己自然地接受死亡的必然性。罗斯博士认为这种情况是悲恸循环周期的最后阶段。

(杜驰)

各 论

生命密码

任涛

老家,四野的清新
从鼻腔
气管
经双肺
由肺泡交换二氧化碳
为我富含油脂的
且日渐世故的生命提供养分

他们仍若老母亲那样包容我
给我生命密码的部分

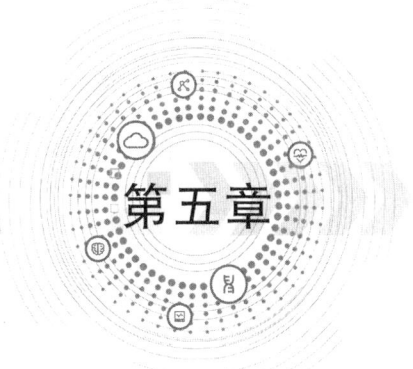

第五章　为什么会得肿瘤

事实上，肿瘤发病机制并未完全清楚，即使没有家族遗传史，再完美的生活方式亦可能避免不了肿瘤的发生。从某种程度上讲，患肿瘤是一种坏运气。

一、对肿瘤认识的发展史

肿瘤是一种自古以来就伴随人类的疾病。研究者在大量史前人类骨骼标本上发现了肿瘤侵犯人体的证据，早期人类手稿中也有大量关于肿瘤的记录。人类对肿瘤最古老的描述可以追溯到公元前三千年左右古埃及的创伤外科材料，这是一本记录在莎草纸上的古医学教材，其中描述了8例乳腺肿块或溃疡，这些疾病被描述为"无药可治"，仅能用一种叫作"火钻"的工具通过烧灼术切除。经研究显示，这些古埃及的疾病记录就是人类对肿瘤早期认识的证据。首先对恶性肿瘤进行命名的是希腊医生希波克拉底，他用"karkinos"来描述发展期和发生溃疡的肿瘤，这是由于含树枝状分支的肿瘤在外形上与螃蟹（即希腊语中"karkinos"）相似，因此借用"karkinos"一词来命名。后来罗马医生塞尔苏斯（Celsus）将"karkinos"翻译成了"cancer"，即拉丁语中"螃蟹"

的意思，并沿用至今。可见早期西方就对肿瘤的生长形态有了较深刻的认识和理解。

我国对肿瘤最早的记录发现于三千五百多年前殷周时代的甲骨文中，其上记载有"瘤"这个病名，由"疒"和"留"组成，有"留聚不去"之意。两千多年前的《周礼》一书中以"肿疡"一词记载了肿瘤。宋元时代的医家用"嵒"字描述恶性肿瘤，通"岩"，窦汉卿《疮疡经验全书·乳岩》对乳腺癌的描述是"捻之内如山岩，故名之。早治得生，迟则内溃肉烂见五脏而死"。自明代开始，医疗界使用"癌"字来表示癌症。

从15世纪西方文艺复兴时期起，医学家们开始较系统地对人体和疾病进行了解。哈维（1628年）通过解剖，让人们了解了血液在心脏和人体血管中的循环，解开了血液在人体中流淌这一谜题。1761年，意大利帕多瓦的乔瓦尼·莫加尼（Giovanni Morgagni）第一次通过尸检的方式将患者的病情与死亡后的病理结果联系起来，这为肿瘤的科学研究奠定了基础。18世纪苏格兰著名外科医生约翰·亨特通过实践提出，部分肿瘤可以通过手术治愈。其后，随着麻醉和解剖技术的进步，手术治疗肿瘤得以蓬勃发展，如乳腺癌手术切除技术等逐渐成熟。

19世纪起，得益于现代显微镜技术，利用显微镜对人体组织进行研究的病理学得到极大的发展，医学家们开始从病理学的微观水平对肿瘤组织和肿瘤细胞进行认识和研究，由此诞生了"肿瘤学"这门学科。进入20世纪后，肿瘤学研究有了长足的进步，医学家们逐步将细胞病理学、肿瘤学和外科学联系起来，对外科医生取出的体内肿瘤组织进行病理学检查，做出准确的诊断；病理学家还可以告诉外科医生手术是否彻底切除了肿瘤病灶，有助于肿瘤的研究和治疗。从20世纪上半叶遗传学家发现决定生物性状的物质基础是细胞内的具有遗传特点的"基因"，特别是从20世纪50年代发现组成"基因"的DNA为脱氧核糖核酸双螺旋结构后，人们逐步开始从基因水平对肿瘤进行研究，开始从分子水平认识和探索肿瘤和肿瘤治疗。

时至今日，人们对肿瘤的形态和生物学行为已经有了较深入的了解，2011年，*Cell*期刊发表的一篇综述归纳总结出肿瘤具有持续增殖、逃避生长抑制、抵抗细胞死亡、能够无限复制、诱导血管生成、侵袭和远处转移、基因组不稳定和突变、肿瘤性炎症、代谢重编程、免疫逃逸等十大特征，对肿瘤的发生、发展特点及它对人体的影响有了较全面和系统的认识。随着现代分子生物技术和免疫组学、代谢组学等学科的飞速发展，对肿瘤的研究也在不断更新中。2022年，道格拉斯·哈纳汉（Douglas Hanahan）于 *Cancer Discov* 发表综述新增了解锁表型可塑性、非突变表观遗传重编程、多态微生物群组、衰老细胞等恶性肿瘤的四大新特征，揭示我们需要从遗传学、细胞和组织生物学、病理学、免疫学和肿瘤治疗学等多学科、多维度对肿瘤进行综合化分析，以便更加充分地理解肿瘤的发生、发展机制，并用于肿瘤治疗中。

二、肿瘤病因学发展史

人类对肿瘤病因的探究由来已久。我国古医籍《黄帝内经》记载的"积之始生，至其已成，奈何？"是国内对肿瘤这类顽疾——"积"的最初病因学认识，指因长期劳累而获得的疾病，也是"积劳成疾"一词的出处。历代中医认为肿瘤主要由人体气血凝滞、邪气蓄积所致，是全身性疾病在局部的表现，如《灵枢》认为，肿瘤起于"营卫不通""寒气容于胸外与卫气相搏""邪气居其间"。《中藏经》认为肿瘤的发病是由脏腑"蓄毒"所生。中医学还根据各种肿瘤的发生部位和特点对其进行了命名，比如癥瘕（妇科肿瘤）、石瘿（甲状腺癌）、积聚（腹内结块）、石瘕（子宫肌瘤）、乳岩（乳腺癌）等，并逐步探索出以"扶正培本、理气活血、清热解毒、软坚散结、化痰除湿、以毒攻毒"等为主要治则的传统中医药治疗方法。现代肿瘤治疗药物中也不乏传统中医药的应用，如喜树果、砒霜、莪术、白花蛇舌草、蟾酥、半枝莲等，配合现代西医抗肿瘤方法，丰富了我国医生对抗肿瘤的手段。

古埃及人因对肿瘤的无知和惧怕，把肿瘤归因于神灵。希波克拉底在其《论人的本性》一书中说人体有血液、黑胆汁、黄胆汁和黏液四种体液，各种体液在人体中所占比例不同，构成了人的不同气质。当体液平衡时，一个人就健康；不平衡时，就会生病。这一"体液论"由罗马人传承，并被有影响力的医生盖伦推向了极致，他认为如果体内不同部位有过量的黑胆汁就会导致肿瘤，手术治疗肿瘤的问题在于黑胆汁无处不在，它四处弥漫，就算把肿瘤切除，黑胆汁还会流回原处，正如树液渗透枝干一样。在整个中世纪的一千三百多年里，"体液论"一直是无可置疑的疾病病因标准学说，支配着这个时期的

共生：与肿瘤相伴

西方医学，由此衍生出了大量谬误的疾病治疗方法，如将患者放血至抽搐以达到所谓的"体液平衡"的"放血疗法"；以野猪的牙齿、象牙等各种方式来清除黑胆汁，甚至出现了用铅制剂、砷提取物、泻药等以毒攻毒来治疗肿瘤。在此期间，由于宗教原因禁止对尸体进行解剖及研究，极大地限制了对肿瘤的研究。

经过中世纪以"体液论"解释疾病成因的蒙昧阶段，西方开始学会结合早期的医学实验和有限的推理思维，对人类疾病（包括肿瘤）进行探索和认识，先后有学者以淋巴液理论、细胞胚芽学说、传染病理论、慢性刺激理论、创伤理论等来解释肿瘤的成因，但均被证实不是肿瘤发生的准确原因。

至近现代，医学家们逐步通过较系统的实验对肿瘤的成因进行了研究和探索。1838年，在显微镜技术的支持下，德国病理学家约翰尼斯·穆勒（Johannes Müller）提出了肿瘤组织由细胞组成而非淋巴液，认识到肿瘤是一种细胞病变，奠定了肿瘤病理、病因研究的基础。1911年，美国科学家弗朗西斯·佩顿·劳斯（Francis Peyton Rous）从鸡可移植性肿瘤（劳斯肉瘤）中分离出一种能够导致正常鸡产生类肉瘤的病毒，开创了病毒致肿瘤理论。在此后的半个多世纪，肿瘤学界的学者们普遍认为，是致肿瘤病毒将其病毒基因沉积在被感染细胞中导致了肿瘤的发生，并纷纷加入了寻找致肿瘤病毒的研究。直到1978年，临床统计数据显示，此前设想的、可能引发肿瘤的超过95%的病毒与肿瘤的发生没有关系，仅有不到5%的病毒与肿瘤的发生有关，包括EB病毒、人免疫缺陷病毒（HIV）、乙型肝炎病毒、人乳头状瘤病毒、T细胞白血病病毒等。这些病毒只是一些特殊肿瘤的"诱发因子"或者"辅因子"，并不是直接的致肿瘤因素。至此，长达数十年的寻找致肿瘤病毒的研究热潮才冷却下来。

1915年，东京大学学者三极胜三郎（Katsusaburo Yamagiwa）和市川厚一（Koichi Ichikawa）将煤焦油涂在兔子皮肤上，首次在实验动物身上诱发了肿瘤。其后，伦敦临床医生约翰·希尔（John Hill）确认烟草为致癌物。现已证实，烟草的烟雾中含有数百种对人体有害的化合物，其中包括43种致癌物，如尼古丁、煤焦油及其衍生物、苯并芘等均可致癌。一些可致肿瘤的化合物和食物如黄曲霉素、甲醛、偶氮染料、乙苯胺、联苯胺、亚硝胺、槟榔、腌制肉类先后被医学界明确为致癌物。截至2014年，WHO的国际癌症研究机构（IARC）已经确定了100多种化学、物理和生物致癌物。为了确保公众的安全，WHO和各国政府对这些致癌物进行了致癌性界定和安全标准规定，以进行肿瘤的病因学预防。

1953年，美国的沃森（Watson）和英国的克里克（Crick）提出DNA双螺旋模型，首次揭示了生命遗传载体DNA的分子结构。此后的研究证实，每个DNA上有许多基因，基因是有遗传效应的DNA片段，指导蛋白质的表达，这些发现为细胞复制和功能表达提供了分子水平的依据，为分子生物学迅猛发展奠定了基础，开启了生物医学的新时代。肿瘤研究也由此进入了分子肿瘤学阶段，对DNA和基因的不断深入研究发现，化学物质和辐射破坏DNA，或病毒引入新的DNA序列，均可导致肿瘤的发生、发展，这为肿瘤的发生提供了新的理论。20世纪70年代，科学家发现了两类与肿瘤相关的特别重要的基因家族：原癌基因和抑癌基因。细胞广泛存在着可控制细胞分裂频率和分化程度的基因，被称为原癌基因，当这些基因在某些条件下表达异常或突变，即被激活成为癌基因，会导致细胞生长失控，成为肿瘤细胞。原癌基因有生长因子及其受体家族 sis、fgf 和 neu、ht、$erbB$ 等，非受体酪氨酸激酶家族 src、$Abl-1$ 等，丝氨酸或苏氨酸蛋白激酶家族 raf、$raf-1$、mos 等，G蛋白受体，ras 家族等，转录因子如 myc、fos、Jun、rel、erbA 等。抑癌基因是细胞内正常的基因，常常在细胞受损或DNA复制错误等情况下减缓细胞分裂，修复DNA错误，或介导受损细胞死亡/凋亡，维持细胞的正常功能。当抑癌基因不能正常工作时，细胞也会生长失控，从而导致肿瘤的形成。现已发现的抑癌基因有 $P53$、$P16$、$P33$、$P21$、Rb 等众多基因。

随着对基因与肿瘤关系的深入研究，科学家们发现，无论是先天（遗传）还是后天理化刺激引起的细胞基因突变，都可能形成一组异常子代细胞（称为突变克隆），随着时间的推移，突变克隆进化成了更多的异常克隆，而肿瘤就可能是这些大量基因损伤和突变累积的结果。经过数十年的研究，肿瘤学家已经发现，有家族性癌基因参与的肿瘤有结肠癌、直肠癌、肾癌、卵巢癌、甲状腺癌、胰腺癌、乳腺癌和皮肤黑色素瘤等。但家族性癌基因相关肿瘤远不如自发性肿瘤（由出生后DNA损伤或变异引起的肿瘤）常见，与遗传有关的肿瘤占所有肿瘤的比例不到15%。尽管如此，了解这些家族性肿瘤还是很重要的，随着遗传学研究的不断进步，未来我们能够识别出更多的高危人群，以利于肿瘤的早诊断、早治疗。

至今，虽然肿瘤发生的具体原因仍未完全明确，但肿瘤学界已基本达成共识——肿瘤是由多因素引起的基因变异而造成的细胞无限增殖性疾病。正如第2版《肿瘤学概论》（上，2021）中所定义的，"恶性肿瘤是机体易感细胞在各种致癌因子长期相互作用下，细胞多种基因改变而逐渐发生的过度异常增生。肿瘤的发生是多病因长期作用、多基因协同参与、多阶段逐渐形成的过程"。相信随着社会的发展、科技的进步，随着分子生物学、病理学、流行病学、生物信息学等学科研究的深入，肿瘤病因学也将取得更多的进展，肿瘤的发生、发展和生物学行为将被更加清晰地呈现。

（刘滔）

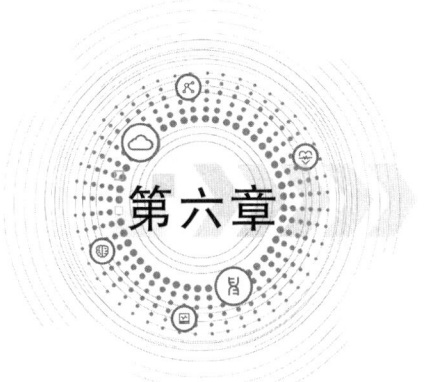

第六章　肿瘤的传统诊断

从人类发现肿瘤的存在至今已有数千年，但从科学的角度看，自 19 世纪开始利用显微镜技术对肿瘤细胞进行识别起，才算是真正意义上的肿瘤诊断。肿瘤的发生、发展具有较大的隐蔽性和多样性，不同部位的肿瘤临床症状和体征不同，不同个体同一部位的肿瘤也可以表现出不同的临床症状和体征，这无疑给肿瘤的诊断带来了困难。幸运的是，近十余年肿瘤诊断手段得以飞速发展，临床医生不仅可以应用现代影像技术准确判断肿瘤的位置和侵犯范围，还可以通过各种活检技术获取一定量的肿瘤组织和细胞进行病理学诊断，明确肿瘤的存在和组织学类型。更重要的是，目前可以通过现代分子病理学技术，对肿瘤细胞和肿瘤周围组织进行分子病理学诊断，获取与肿瘤形成、增殖、扩散、代谢、免疫和治疗反应相关的分子病理学信息。这些分子病理学信息可以是肿瘤细胞的基因和蛋白表达情况，可以是肿瘤细胞的产物和代谢物，还可以是肿瘤细胞外的分子或淋巴细胞等。借助分子病理学信息和影像信息，临床医生可以对肿瘤的生物学行为有更全面的了解，更重要的是能根据这些特征进行决策，制订合理的肿瘤治疗方案。

一、肿瘤的影像诊断

在肿瘤诊断学中，用影像学手段显示人体内肿瘤的形态、大小和位置的方法称为肿瘤影像诊断。从最初应用 X 线摄影至今，肿瘤影像诊断所用的技术和设备已非常丰富，X 线、CT、MRI、PET/CT、PET/MRI、SPECT、超声、红外成像和各种内镜等均可用于肿瘤显像。这些检查的成像原理和成像特点各不相同，临床上需根据肿瘤的不同解剖部位、不同发展阶段来选择适当的影像技术进行诊断，常常还需要联合两种或多种影像技术进行诊断。

（一）X 线摄影

在 1895 年德国科学家伦琴发现 X 线之前，诊断仅限于临床检查和体液分析，对肿瘤整体的认识多基于尸检和对手术标本的研究，无法在活体上认识体内肿瘤的完整面貌和毗邻情况。1895 年 12 月 22 日，伦琴用自己发现的 X 线为妻子安娜·路德维希的左手拍摄了人类历史上第一张医学 X 线片，此后，X 线便迅速被用于疾病诊断。X 线是具有很强穿透能力的电磁波，能较容易地穿透人体组织，在穿过人体不同密度和厚度的组织后，X 线被不同程度地阻挡（衰减）。应用 X 线探测设备检测被阻挡后的 X 线的量和面积，就能显示出人体的轮廓和不同密度结构的影像。就像日食，是太阳光被运动到地球前面的月球阻挡后呈现的景观。如果用显示屏直接观察 X 线实时显示出的人体结构图像，进行动态的观察，则被称为透视；如果把穿过人体的 X 线信号转换成电子图像或 X 线胶片进行静态保存，就称为 X 线摄影。这两种成像形式都仅能观察某些特定部位和大小的肿瘤，这是因为 X 线摄影的组织分辨率不高，对于较小的肿瘤或密度接近周围组织的肿瘤常不能很好地显示出来。

目前，X 线成像技术在肿瘤影像诊断领域主要用于肺、乳腺和骨等部位肿瘤，以及肿瘤所致食管狭窄、食管瘘、气胸、肠梗阻等并发症的诊断。在肺部肿瘤诊断中，胸部正位、侧位 X 线摄影能显示出 1cm 以上大小的肺部肿块，但对靠近肺中央或骨骼部位的小肿块显影不佳（图 6-1A）。目前，胸部 X 线摄影用于肺部肿瘤的诊断和筛查有被低剂量 CT 检查取代的趋势（图 6-1B）。乳腺钼靶 X 线摄影是乳腺疾病的重要检查手段，该技术能无创、清晰、快速地显示出整个乳腺的形态、结构和有无肿块等影像信息，特别是对于有钙化的病变灵敏度非常高。乳腺癌常表现为密集的簇状小钙化点，乳腺钼靶 X 线摄影善于发现微小钙化，因此可发现较小的、无症状的乳腺癌，诊断率甚至高于 MRI。资料显示，在无症状患者中，乳腺钼靶 X 线摄影发现的乳腺癌患者数量是体检的 2 倍，现已成为乳腺癌筛查的首选影像检查方法。X 线摄影对于伴明显骨质破坏、骨折、异常钙化等病理改变的骨肿瘤显像效果较好，因此 X 线骨显像主要用于原发性骨肿瘤和骨转移瘤的筛查，以及判断肿瘤对骨质破坏的程度、有无骨折等的检查。

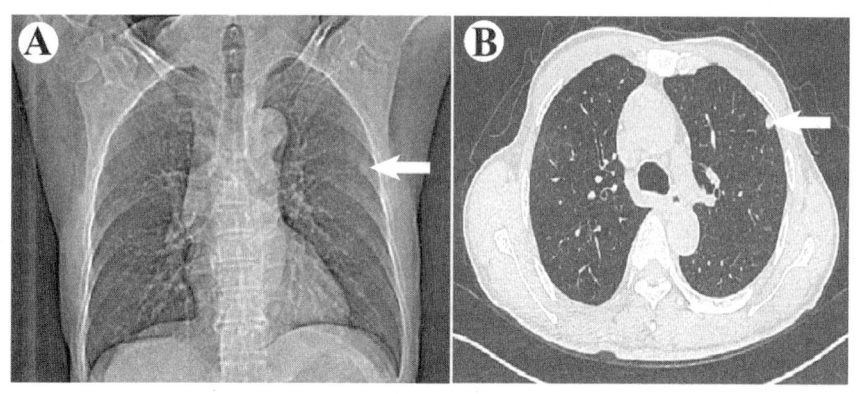

图 6-1　X 线摄影及 CT 检查对比

（A. 胸部 X 线摄影显示左肺上叶外周带约 1.0cm 大小肺部结节样病灶；B. 胸部低剂量 CT 检查提示病灶位于胸膜下，为实性结节）

（二）CT 检查

1972 年，英国工程师亨斯菲尔德（G. Hounsfield）发明了计算机断层扫描（computer tomography，CT），这是基于 X 线成像原理开发的先进影像技术。CT 成像原理是利用围绕人体长轴的若干小体积 X 线束照射人体，在相对方向用探测器收集透射的 X 线，再利用计算机计算和重建出具有不同密度和体积的人体结构，形成清晰的断层 CT 图像。CT 首次实现了对诸如大脑等固体器官内部的成像。现已广泛使用的多层螺旋 CT 具有多排探测器，可以同时采集多层透射后的 X 线数据进行成像，而且能在检查床前进时绕人体进行螺旋式的快速扫描，具有非常强大的成像能力，后期还可获得各个方位的三维重建图像。由于CT在横断面没有影像重叠，能清晰显示体内肿瘤的位置和范围，特别是能检测出X线摄影不能显示的小体积和隐蔽病灶，是目前用于肿瘤诊断的主要摄影技术。CT应用范围非常广，几乎适用于人体任何部位肿瘤和新生物病变的检查。CT图像是通过被人体组织阻挡后的X线重建得到的，是对人体组织密度的反映，密度越大的组织对射线的阻挡和吸收越多。为了定量衡量不同组织的密度，影像学中引入了"CT值"的概念，其单位是"HU"（hounsfield unit），规定以空气为-1000HU，水为0HU，骨皮质为+1000HU，人体各组织的CT值介于-1000～+1000HU，一般密度越高的部位CT值越高。这样，测量CT图像中不同组织的CT值，就可以推断出其密度和性质。

CT检查可以分为平扫CT和增强CT。平扫CT是不通过血管等注射造影剂进行对比增强的普通CT；而增强CT在经静脉注入水溶性碘造影剂后于不同时间点进行CT扫描，能分别得到动脉显影期CT图像、静脉显影期CT图像和延迟期CT图像，联合分析各期图像，就能判断出病灶与周围血管的关系和病灶的血供情况，推断病变来源和性质。这种成像技术对于富含血管的肿瘤有非常好的显像效果。

总体来说，CT检查具有无创、快速、图像清晰、可三维成像等优点，临床应用广泛。同时，CT检查也存在一些缺点，和X线摄影一样，CT检查会有一定量的辐射，但剂量较低，属于安全的辐射水平，相对于MRI，CT对软组织的空间分辨率尚不理想，对密度相近组织边界的辨别不如MRI。另外，CT成像在高密度骨皮质、金属周围的软组织内可产生伪影，会一定程度影响成像效果。腹部平扫CT和增强CT对比见图6-2。

在肿瘤诊疗中，除了可以利用CT检查辅助诊断头、颈、胸、腹、四肢的新生物或异常结构是否为恶性肿瘤，还可以利用CT检查脑、肺、肝、骨、淋巴结等器官有无肿瘤转移，进行肿瘤分期，指导治疗决策；还可利用CT检查快速成像特点，引导医生进行肿瘤穿刺活检和消融治疗、放射性粒子植入、放疗等；另外，定期的CT检查可对治疗后的患者进行肿瘤疗效评估和病情复查。

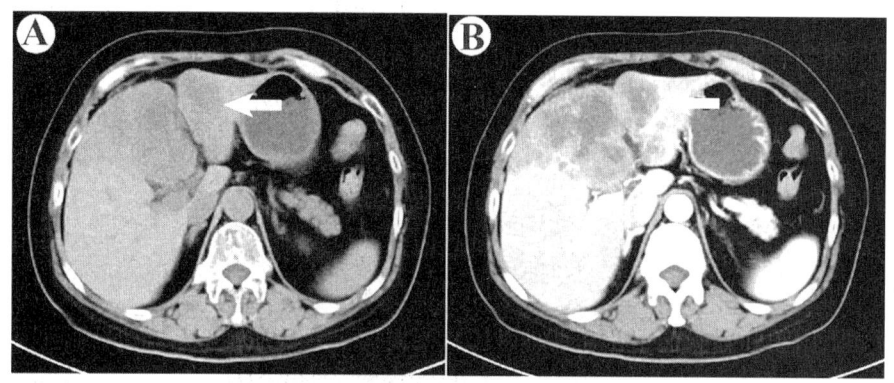

图6-2　腹部平扫CT和增强CT对比

（A. 腹部平扫CT检查可较清楚显示肝、胃、胰尾、椎骨、脊髓、肌肉等器官和组织的断层图像，于肝左叶和右叶可见巨大低密度、不规则肿块样病灶，与正常肝分界不清；B. 相同部位增强CT检查可清晰显示肝肿块的形态、密度和与周围血管的关系）

（三）MRI检查

在CT成像技术出现后不久，磁共振成像（nuclear magnetic resonance imaging，MRI）也出现了。1939年，拉比（Rabi）和他的同事观察到磁场中的氢原子可以固定的频率吸收射频波能量，当去除射频波后，氢原子把吸收的能量以相同频率的电磁波形式释放出来，这些信号可被探测和重建为MRI图像。1973年，劳特布尔（P. C. Lauterbur）制作出第一张MRI图像；1984年，第一批商用MRI设备获得了美国食品和药品管理局（FDA）的批准，开始用于临床。MRI有很高的组织对比率和空间分辨率，不仅能提供人体组织解剖学细节，而且能因不同组织微小的化学成分差异而获得不同组织的病理学成像，可产生比CT更高分辨率的人体断层图像和三维图像（图6-3）。MRI检查对于脑和脊髓也有较好的成像效果。多数脑部病变与周围组织相比，具有不同的MRI信号，因此能使良恶性肿瘤、脑梗死、脑出血及脱髓鞘病变产生与周围组织高对比度的MRI图像，有效辅助临床诊断。MRI检查能高分辨率地显示心脏，对于心脏肿瘤、先天性心脏病、心肌病、冠心病、瓣膜病等疾病有较高的诊断价值。MRI检查对头颈部、腹部、盆腔、四肢及关节的显像分辨率和清晰度好于CT，可用于这些部位肿瘤的诊断和筛查。由于肿瘤恶性程度还可能反映在葡萄糖、氨基酸和核酸代谢等生化改变上，而这些改变也可由MRI检查测得，因此可用MRI辅助肿瘤诊断。MRI检查对人体没有辐射损伤，这也是其较 CT 检查的优势。

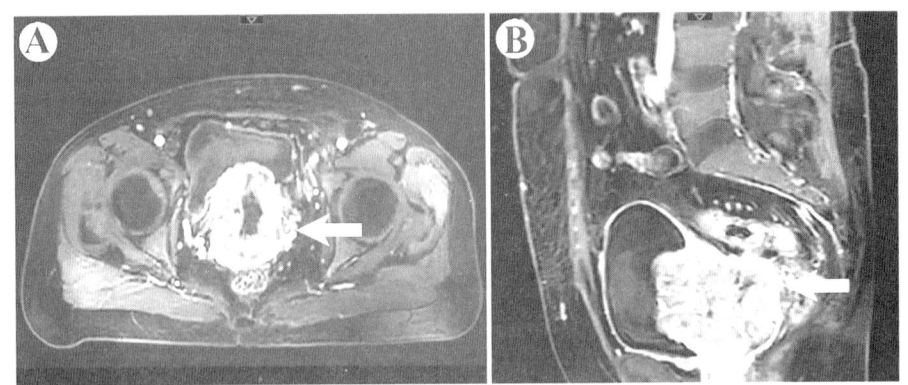

图 6-3 MRI 检查图像

［A. 盆腔 MRI 检查（使用造影剂增强）可清楚显示盆腔器官和组织断层影像，于子宫区域可见巨大不规则肿块，与周围组织粘连、分界不清，经血管注入造影剂显示肿块血供丰富，供血血管增粗、迂曲；B. 三维重建 MRI 图像显示矢状面盆腔影像，可清楚显示子宫区肿块及其与周围器官关系］

MRI 检查也是有缺点的。首先，它和 CT 检查一样，属于影像诊断，不能取代病理学检查对肿瘤进行定性诊断。其次，受气体和呼吸运动的影响，MRI 检查对肺部疾病的显像效果较差，难以用于肺部肿瘤的检查。患者体内留有金属物品时不宜接受 MRI 检查。MRI 检查费用较 CT 检查高，检查时间更长，一定程度上限制了 MRI 的应用。

（四）PET-CT 检查

PET 是正电子发射断层扫描（positron emission tomography），PET-CT 是 PET 和 CT 两种成像技术的融合系统。与常规 CT 和 MRI 仅进行解剖结构成像不同，PET-CT 系统中的 PET 可以利用某些核素标记的分子在代谢水平检测人整体或器官的功能状态，CT 可以形成清晰的人体断层图像，将两种成像技术融合而成的 PET-CT 就能在 CT 图像上得到不同器官或病变组织的功能成像，实现对疾病的病理形态和生理功能的联合展示。结合病理学检查，可将肿瘤的诊断正确率由 85% 左右提高到 95%~100%，实现了"1+1>2"的影像诊断效果。目前，临床上最常用于肿瘤诊断的 PET-CT 系统，是以放射性元素 18 氟标记的脱氧葡萄糖（$^{18}F-FDG$）处理后进行 PET 扫描，得到人体各器官组织对葡萄糖摄取、代谢差异的功能成像。恶性肿瘤细胞的葡萄糖代谢常非常旺盛,会大量摄取^{18}F-FDG,但它们对^{18}F-FDG代谢异常,因此PET可以显示出肿瘤组织中大量浓聚的^{18}F-FDG的放射性信号,与同期扫描的CT图像叠加后即可对肿瘤进行形态和功能成像,具有特异性高、灵敏度高、全身显像、安全快速的成像优势,临床价值巨大。PET-CT检查图像见图6-4。

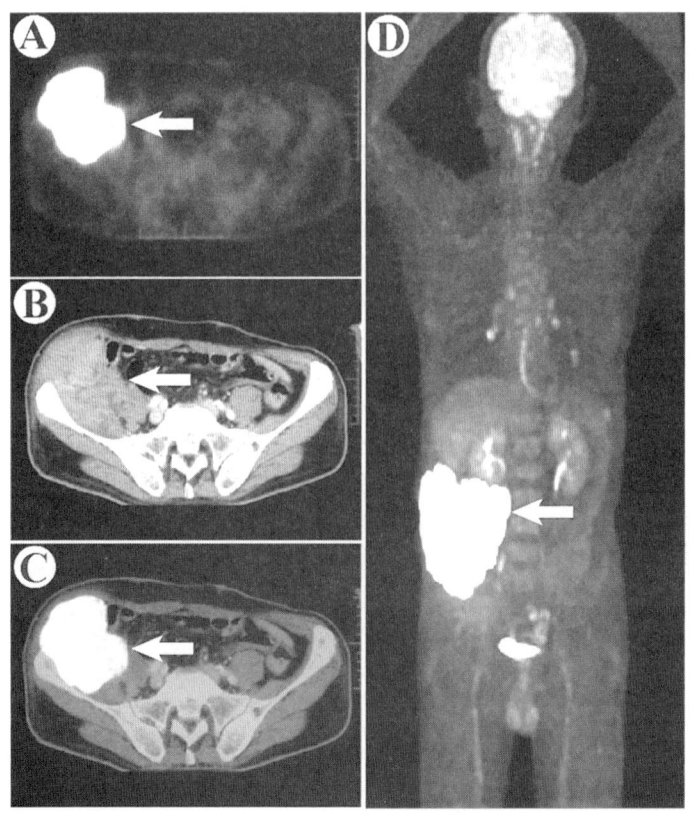

图6-4 PET-CT检查图像

(A. PET显像提示患者右下腹巨大高摄取^{18}F-FDG病灶;B. CT扫描图像提示右下腹巨大病灶,呈软组织密度,侵犯周围肌肉、肠管等结构;C. PET-CT融合图像可清楚显示病灶形态、边界,同时提示病灶葡萄糖代谢旺盛,为恶性肿瘤可能性大,后经病理学检查证实病变为弥漫大B细胞淋巴瘤;D. PET-CT检查能全身或大范围成像,辅助搜查全身病灶)

PET-CT检查可以用于肿瘤的初始诊断、分期、疗效评价、复发/转移监测等众多场景。现已推荐用于淋巴瘤、黑色素瘤、头颈部癌、肺癌、结直肠癌、妇科肿瘤及骨和软组织肿瘤的辅助诊断和病情监测,且通过功能成像可以发现常规 CT 或 MRI 检查不能发现的隐匿病灶,具有较理想的临床效果。PET-CT 检查在病理诊断不明或难以取材的新生物的诊断中具有尤其重要的价值,能提供病灶的功能和代谢信息,提高诊断准确性。作为一种非病理成像技术,PET-CT 检查在肿瘤诊断中也具有一些难以克服的缺陷。首先,PET-CT 检查的 PET 和 CT 扫描均具有低剂量的辐射,对人体有一定的辐射风险,但总体危害较小,一般不会发生辐射损伤。其次,PET-CT 检查具有一定的假阴性率和假阳性率,仍不能取代病理学检查对肿瘤进行定性诊断。最后,PET-CT 检查设备昂贵,检查费用相对较高,难以普及。虽然目前存在这些局限,但可以肯定的是,随着技术的发展,具有生物分子代谢和功能成像作用的 PET-CT 和 PET-MRI(PET 和 MRI 成像技术的融合)未来将越来越多地应用于肿瘤诊断和病情监测中。

二、肿瘤病理学诊断

1628 年,哈维(Harvey)通过尸检使人们了解了心脏和身体血液循环的关系,这是早期的病理学探索。1761 年,意大利学者乔瓦尼·莫尔加尼(Giovanni Morgagni)发表了重要的著作《疾病的位置与病因》,通过大量尸体解剖案例,将患者的疾病与死亡后的病理结果联系起来,打开了病理学的大门,莫尔加尼因此也被誉为"病理学之父"。19 世纪起,病理学发展到了利用显微镜研究病变组织和细胞的现代病理学阶段,人们通过显微病理技术揭开了肿瘤细胞的真正面貌,极大地推动了肿瘤学的发展。病理学检查不仅可以对肿瘤组织做出定性诊断,还可以对手术后标本进行病理分析,判断外科手术是否完整切除了肿瘤,对肿瘤的治疗决策和疗效评估提供帮助。

经过一个多世纪的发展,现代病理学技术已从基于苏木精(细胞核染色)和伊红(细胞质染色)的细胞染色的常规病理学检查技术,发展出能评估肿瘤细胞组织起源和特定蛋白表达情况的免疫组织化学技术(IHC),用荧光染色法等对细胞内遗传分子进行标记的分子病理学技术,以及能对肿瘤细胞遗传、代谢、免疫特点进行分析的高通量测序和蛋白互作技术、电镜显微技术、全景免疫技术、数字化病理等现代病理学技术，极大地促进了肿瘤的诊断、治疗决策的制定和预后的判断。病理学检查在肺癌中的应用见图6-5。

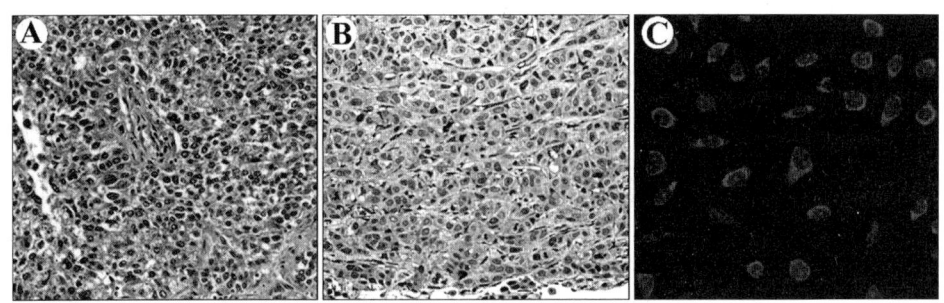

图 6-5　病理学检查在肺癌中的应用

［A. 常规病理学检查技术染色显示肺癌细胞（HE染色）；B. 免疫组织化学技术染色显示肺癌细胞BRAF（V600E）蛋白表达情况；C. 荧光原位杂交技术（FISH）可显示肺癌细胞中lncRNA（LINC02535）定位情况］

　　肿瘤组织标本的获取是进行病理学检查及诊断的第一步。获取组织标本一个重要原则是通过侵入性最小的方法获得诊断材料。例如，对影像检查证实为肺肿块、腹腔内肿块、异常肿大浅表淋巴结等病变，可通过侵入性最小的操作，如粗针穿刺活检或细针抽吸活检获取组织，进行病理学检查。对于空腔器官内或附近的病变，可以通过内镜下钳取、穿刺的方法获取组织进行病理学检查。需要特别考虑的是取材的量。例如，颈部淋巴结细胞学检查可用于头颈、口咽恶性肿瘤向淋巴结转移的诊断，足以指导持续治疗，而对于淋巴瘤，可能需要更大的活检组织或整个淋巴结来评估淋巴结结构、病理类型、基因状态，以评估病情和制订治疗方案。病理学家有时还需要通过检查体液，如尿液、脑脊液、痰液、腹腔积液、胸腔积液、宫颈/阴道涂片和骨髓等，搜寻其中存在的细胞进行诊断。

三、肿瘤实验室检验诊断

　　恶性肿瘤发展至一定程度后，会因压迫、梗阻、营养消耗、缺血、代谢异常、转移等病理改变造成人体体液成分改变，表现为某些指标的异常升高或降低，这些指标常常可通过实验室检验的方法来获得。例如，肝癌发展到一定程度后可造成患者转氨酶、胆红素、凝血酶原时间等指标异常，晚期肺癌可导致患者肺活量、血氧量、血二氧化碳等指标异常，血液系统肿瘤可导致红细胞、白细胞、血小板等指标异常等。通过一些检验项目还可以判断肿瘤是否出现远处转移，评估病情，如乳腺癌、肺癌等发生骨转移时，常出现血浆碱性磷酸酶升高，淋巴瘤等骨髓侵犯严重时，会出现红细胞、血小板等指标异常。

除了可判断肿瘤病情和器官功能状态的常规实验室检验项目外，临床中还有一类检验项目可以用于辅助判断人体是否患了恶性肿瘤，这类实验室检验项目被称为肿瘤标志物。肿瘤标志物是肿瘤细胞产生或其他细胞在受肿瘤细胞影响后产生的物质，以响应肿瘤的形成或负荷。这些物质可以通过实验室检验被检测到，用以辅助诊断肿瘤和评估肿瘤病情。肿瘤标志物可以是蛋白质、激素、糖类、核酸片段等，并以高浓度存在于恶性肿瘤患者的血液、尿液、粪便或其他体液中，收集这些组织液就可以检测它们的有无和含量。目前，越来越多的基因组标志物（如肿瘤异常表达的基因、突变基因、异常修饰的基因或 DNA 分子）被发现存在于肿瘤组织本身和脱落到体液中的肿瘤片段中，也可作为肿瘤标志物用于肿瘤的诊断和评估。临床上常用的肿瘤标志物有以下类型。

1）甲胎蛋白（AFP）：通常在孕妇中升高，因为它可由胎儿产生。在男性和未怀孕的女性中，AFP 水平升高可能提示肝癌或睾丸癌、卵巢癌。AFP 对肝癌的特异性较高，70%～80% 的原发性肝癌患者血清 AFP 增高，并且约 50% 的患者 AFP 大于 300μg/L。慢性活动性肝炎等非肿瘤性疾病也可能导致 AFP 低水平升高。

2）前列腺特异性抗原（PSA）：前列腺癌常引起血液中 PSA 水平升高，但良性前列腺增生和前列腺炎等其他良性疾病有时也可能伴 PSA 轻度升高。PSA 水平一般与前列腺癌负荷成正相关，可用于评估患者对治疗的反应和监测肿瘤有无复发。使用 PSA 作为前列腺癌的筛查指标目前仍然存在争议。

3）人绒毛膜促性腺激素（HCG）：这是一种通常在怀孕期间出现的物质，由胎盘产生。如果排除怀孕，HCG 升高可能表明睾丸、卵巢、肝、胃、胰腺和肺等器官中恶性肿瘤的存在。另外，使用大麻也可以"错误地"提高血浆 HCG 水平。

4）癌胚抗原（CEA）：结直肠癌、胃癌等消化系统恶性肿瘤常引起 CEA 升高，但肺癌、食管癌等其他上皮癌也可能伴有 CEA 水平升高。

5）糖类抗原 125（CA125）：卵巢癌是 CA125 升高的最常见原因，约 75% 的卵巢癌患者存在 CA125 升高，可能与肿瘤负荷和复发有关。但子宫内膜癌、宫颈癌、胰腺癌、肝癌、结肠癌、乳腺癌、肺癌和消化道癌也可以通过腹膜受累使 CA125 水平升高。一些非肿瘤性疾病也可以引起 CA125 升高（如非恶性腹腔积液）。CA125 目前主要用于辅助诊断卵巢癌和监测卵巢癌治疗疗效。

6）糖类抗原 19-9（CA19-9）：CA19-9 水平升高常见于胰腺癌、胆管癌，结肠癌和胃癌等消化系统恶性肿瘤也可引起 CA19-9 水平升高。CA19-9 水平升高常提示肿瘤分期较晚，但其升高也见于胆囊结石、胰腺炎、肝硬化和胆囊炎等非肿瘤性疾病中。

7）糖类抗原 15-3（CA15-3）：CA15-3 水平常于晚期乳腺癌患者中异常升高，临床常用于监测乳腺癌治疗后的复发和转移。CA15-3 水平升高也与卵巢癌、肺癌和前列腺癌及良性乳腺或卵巢疾病、子宫内膜异位症、盆腔炎和肝炎等非肿瘤性疾病有关，考虑乳腺癌时需与这些疾病相鉴别。

临床中还有许多其他标志物用于监测特定肿瘤。例如：甲状腺髓样癌中的降钙素、神经内分泌癌中的嗜铬粒蛋白-A（CgA）、甲状腺癌中的甲状腺球蛋白、小细胞肺癌中的神经元特异性烯醇化酶（NSE）、多发性骨髓瘤中的免疫球蛋白/轻链，以及非霍奇金淋巴瘤中的 β_2-微球蛋白等。乳酸脱氢酶（LDH）是一种非特异性标志物，在转移性黑色素瘤、小细胞肺癌、睾丸/卵巢生殖细胞瘤、非霍奇金淋巴瘤和神经母细胞瘤中具有辅助诊断和预后判断的价值。但截至目前，几乎所有肿瘤标志物均仅能用作辅助诊断指标，联合病理、影像等检查对肿瘤做出诊断和病情评估，尚不能作为直接的证据单独对肿瘤做出诊断。

四、案例分析

我们以一个案例介绍影像和病理等检查对肿瘤诊疗的重要性。患者张女士，54 岁，21 年前于某医院确诊为左乳腺癌，经手术切除肿瘤后接受 6 周期化疗，其后口服乳腺癌内分泌药物他莫昔芬治疗 2 年。手术后患者每年规律复查病情约 8 年，未查见乳腺癌复发或转移，其后未再规律复查病情。3 年前患者出现不明原因咳嗽，于该医院行肺部 CT 检查提示左肺不规则肿块，未查见乳腺肿瘤，被诊断为"肺癌",遂行"胸腔镜下左肺上叶肿瘤切除术"。术后病理学检查提示:低-中分化腺癌(实体型+腺泡型),侵及脏层胸膜。基因检测:TP53 突变(+)、ERBB2 扩增 11.2%。术后接受"培美曲塞+顺铂"化疗 4 周期。1 年半前患者出现左上胸部、右上腹部疼痛症状,于该医院行 CT 检查提示:左侧胸膜增厚伴结节、肝左外叶肿块,考虑为肺癌胸膜、肝脏转移。其后行"培美曲塞+卡铂+贝伐珠单抗"化疗和抗血管治疗 7 周期,"白蛋白紫杉醇+帕博利珠单抗"化疗和免疫治疗 11 周期,肝脏肿瘤无明显缩小,缓慢增大。1 个月前患者出现呼吸困难,伴心悸不适,复查 CT 提示左侧胸腔中量积液。医院予胸腔穿刺术引流胸腔积液约 1500ml,患者呼吸困难明显好转。行胸腔积液涂片及细胞块病理学检查:查见少量异型细胞。免疫组织化学检测示:EC(+)、CEA(部分+)、CK7(+)、WT-1(少数+)、GATA 3(+)、CK5/6(-)、TTF-1(-)、NapsinA(-)、Pax8(-)、CR(-)、ALK-V(-)、ROS1(-)、ER(+,约 60%)、PR(+,约 40%)、Her2(3+)、Ki-67(+,约 10%)。综合分析符合转移性腺癌,考虑为乳腺癌转移。该院按乳腺癌诊断给予患者"卡培他滨,5 片/日"化疗联合"吡咯替尼 5 片/日+曲妥珠单抗注射液 400mg 1 次/21 日"抗 Her2 基因分子靶向治疗,治疗 8 日后患者出现严重腹泻、恶心、呕吐、乏力、双上下肢发麻,停止吡咯替尼片治疗,继续口服卡培他滨治疗 6 日,患者胸痛和上腹部疼痛明显缓解,治疗约 1 个月后复查腹部 CT 提示肝脏肿瘤明显缩小。对比患者上腹部 CT 检查可以看出,患者肝脏转移瘤按"肺癌"病理诊断进行治疗效果差,1 年半中缓慢增大,但按"乳腺癌"病理诊断进行治疗效果非常好,1 个月后肿瘤缩小 90% 以上。说明此前判断胸膜和肝脏肿瘤为"肺癌转移"很可能为错误诊断,为 21 年前诊断的乳腺癌转移可能性最大。张女士治疗周期中的 CT 检查如图 6-6 所示。

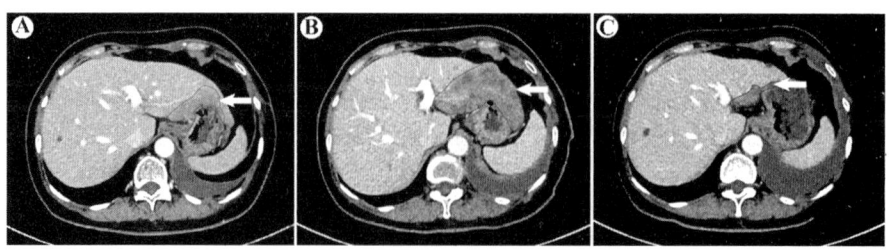

图 6-6 张女士治疗周期中的 CT 检查

(A. 1 年半前上腹部 CT 检查提示肝左外叶肿块;B. 按"肺癌肝转移"治疗 18 周期

后上腹部CT检查提示肝脏肿瘤增大；C. 按"乳腺癌肝转移"治疗1个月后上腹部CT检查提示肝脏肿瘤明显缩小）

由此可见，肿瘤的诊断和治疗高度依赖于准确的病理学检查和分子表型分析。准确的病理诊断才能指导正确的治疗，否则将严重影响治疗效果。同时肿瘤诊疗也高度依赖于CT等影像学检查，其用于评估患者肿瘤病情和评价疗效，以指导治疗。总之，肿瘤诊断工作需要针对每位患者的实际情况，综合性地安排病理、影像、实验室检验等项目，以实现全面和准确的诊断，才能为治疗提供充分的依据。

（刘滔　伍宏伟）

第七章 肿瘤的分子诊断

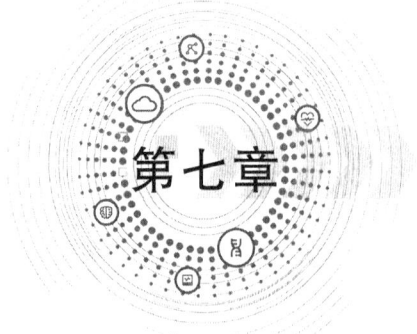

随着20世纪50年代DNA双螺旋结构的发现，有关人类遗传物质的研究进入了分子时代。现代肿瘤学认为，肿瘤不是一种疾病，而是一类疾病。由于肿瘤发病机制复杂，即使对于同一种肿瘤类型（以癌灶器官命名），在组织病理学及分子生物学上都具有高度异质性。肿瘤通常是多基因参与的复杂疾病，不同阶段具有不同基因表达谱，加上个体差异性和分子机制的复杂性，使肿瘤需要由基因群或基因簇来描述其特征。

肿瘤异质性显著，不同肿瘤患者在疾病进展、临床疗效、放化疗敏感性及预后等方面差异巨大。深入探讨肿瘤分子生物学特征及其与临床表现、放化疗敏感性的相关性，从传统形态学分型转变到分子分型，实现从"异病同治"到"同病异治"的转变，有利于肿瘤的精准诊断、肿瘤分期、治疗指导、预后分层、复发监控及药物研发。

随着细胞分子生物学理论和技术方法的日益完善，人类生物医学进入了分子时代，也将病理学这门有着悠久历史的学科推进到分子水平，逐步形成了分子病理学。分子病理诊断也由以形态学观察为基础逐步进入分子水平，即分子诊断。

肿瘤分子诊断是用以核酸或蛋白质为核心的分子生物学诊断技术进行肿瘤诊断的重要方法。通过检测与肿瘤发生、发展相关的生物大分子，可进行肿瘤诊断、生物学行为预测、治疗方案制订、疗效判定，为肿瘤临床治疗实践提供参考。分子诊断具有灵敏度高、特异性强、适用范围广等特点。

针对不同类型的肿瘤分子诊断标志物，有不同的检测方法。常用的检测方法有核酸分子杂交、聚合酶链式反应（PCR）、限制性酶切分析、单链构象多态性分析（SSCP）、DNA测序、DNA芯片技术等。突变基因的检测方法多种多样，特别是PCR诞生后，许多检测技术都是在PCR基础上衍生的。由于PCR需要的模板量少，使对肿瘤的突变分析甚至可以精确到单个细胞。同时，不同技术方法的组合或联合应用也大大提高了肿瘤分子诊断水平。

随着肿瘤分子诊断技术的快速发展，未来肿瘤分子诊断将全面应用于肿瘤风险基因检测，肿瘤的早期诊断及鉴别诊断，肿瘤的分级、分期及预后判断，判断肿瘤切除是否彻底、有无转移等。以下几个方面可能代表了肿瘤分子诊断的发展趋势。

1) 肿瘤风险基因检测：目前已明确发现某些肿瘤风险基因的存在。这些肿瘤风险基因包括 *APC*（家族性腺瘤性息肉病）、*BRCA1/2*（乳腺癌及卵巢癌）、*HNPCC*（遗传性非息肉病性结肠癌）、*WT1*（肾母细胞瘤）、*PTEN*（Bannayan-Riley-Ruvalcaba 综合征）等。这些风险基因发生突变等异常与相应肿瘤的发生显著相关，如现有研究发现 5%～10% 的乳腺癌和 10%～15% 的卵巢癌是由 *BRCA1/2* 突变引起的，而在乳腺癌和卵巢癌高发家族中，80% 的患者 *BRCA1/2* 基因存在突变，而且 *BRCA1/2* 突变携带者的发病率随着年龄而递增。通过对 *BRCA1/2* 的突变检测，可以反映乳腺癌及卵巢癌的发生、发展，有利于女性乳腺癌和卵巢癌的早期发现及早期干预与治疗，对肿瘤高危人群的筛查具有实用价值。

2) 肿瘤的鉴别诊断：在拥有可靠的分子诊断标志物和诊断技术后，我们可对一些临床上的良、恶性增生性疾病进行鉴别诊断。例如，对Bcr区基因重排的检测，可帮助对急、慢性粒细胞性白血病进行鉴别。对N-myc和C-myc的扩增和表达检测，对鉴别神经母细胞瘤和神经上皮瘤具有价值。N-myc的扩增和过度表达提示神经母细胞瘤。C-myc的扩增和过度表达提示神经上皮细胞瘤。

3) 肿瘤的预后评估和监测：肿瘤相关基因的突变、扩增及过表达等改变常与肿瘤的预后密切相关。与肿瘤发生、发展密切相关的肿瘤基因包括原癌基因及抑癌基因。原癌基因激活和抑癌基因失活是肿瘤发生的两大主要机制。肿瘤预后常常与肿瘤基因状态（突变、扩增及异常表达）密切相关。例如，抑癌基因 *p53* 突变与乳腺癌、肝癌、结肠癌等多种肿瘤预后有关。肿瘤转移抑制基因主要是抑制肿瘤细胞的转移表型，*nm23* 基因是目前研究较多的肿瘤转移抑制基因。*nm23* 编码的产物具有抑制肿瘤细胞转移的功能，*nm23* 在分化良好的肿瘤中呈高水平表达，且 *nm23* 基因表达与淋巴结转移成负相关关系，与无病生存期、整个生存期成正相关关系，因此检测 *nm23* 基因的表达高低，可以作为判断肿瘤有无转移的一个重要指标。从分子水平上判断肿瘤基因的状态，为临床上判断肿瘤预后和预后监测开辟新的途径。

4）肿瘤的个体化治疗：人体内影响药物代谢最主要的酶系统是细胞色素氧化酶 P450（CYP450）。CYP2D6 和 CYP2C19 是 CYP450 系统中最为重要的两种代谢酶。CYP450 基因多态性及其对药物代谢的影响也是最早药物遗传学研究的热点之一。随着人类基因组测序的完成，研究者对肿瘤发生本质认识的深入，人们发现肿瘤存在很大程度的异质性，同一治疗方案对同一肿瘤类型患者的疗效是不同的，人们开始尝试通过患者基因及其表达状态来预测其治疗效果。例如，表皮生长因子受体（epidermal growth factor receptor，EGFR）是一种对肿瘤细胞的繁殖、生长、修复和存活等起重要作用的膜蛋白，临床上通过阻断 EGFR 的活性抑制其磷酸化和信号传导，从而发挥抗肿瘤作用，同时也能增加化疗和放疗的疗效。*EGFR* 基因酪氨酸激酶区域存在多种突变，这些突变主要集中在外显子 18～21 上，其中以 19 del 和 21 号外显子突变（L858R）最为常见，这些突变能够很好地预测 EGFR-TKI 靶向治疗的疗效，为用药提供依据。

伴随科学技术的进步，特别是超微量检测技术的突破，肿瘤分子检测技术也取得较大的进展。其中从外周血中捕获有价值的肿瘤生物标志物受到广泛重视。现简要介绍如下：

1）循环肿瘤细胞（circulating tumor cells，CTCs）：越来越多的分子生物学和临床研究结果表明，肿瘤转移很可能在肿瘤发生的早期就已经出现。在外周血中检测到 CTCs 是预示肿瘤转移最直接、重要的方法，在肿瘤早期转移的临床诊断、预后判断、疗效监测等方面具有重要意义。CTCs 的发现有望改变临床上仍依赖于影像学检查及传统肿瘤标志物的现状。由于外周血中的 CTCs 含量极为稀少，一般认为在外周血中的 $10^5 \sim 10^7$ 个单核细胞中才有一个 CTCs，因此对 CTCs 检测技术的灵敏度和特异性提出了极高的要求。目前，各种针对 CTCs 的检测系统主要包括 CTCs 分离和富集系统及 CTCs 的检测和鉴定系统，而分离和富集系统对检测外周血的 CTCs 是非常必要的。

2）游离肿瘤核酸（circulating tumor DNA，ctDNA）：由于体内肿瘤细胞坏死后有少量 DNA（其往往携带肿瘤细胞突变或重组的基因，能反映肿瘤细胞的准确信息）会进入循环系统，因而可以利用 DNA 扩增或高通量测序等技术对其进行检测并计数。该方法具有无创的特点，可以早期、廉价且多次获得体内肿瘤 DNA 的信息。ctDNA 检测的另一个用途是动态监测肿瘤治疗效果，比如在治疗的不同时间点对 ctDNA 进行定量分析。一些小规模的研究对这一方法进行了验证，能够从一定程度上显示 ctDNA 水平和肿瘤对药物响应的相关性。此外，也有研究表明 ctDNA 能够比影像学检查更早地发现耐药突变。正如其他检测方法一样，液体活检也需要大规模的队列研究来确定其对不同疾病的有效性和灵敏度。在实际临床应用背后，临床效用评价也需要及时跟上。

3）外泌体（exosome）：最近几年，一种叫作外泌体的小囊泡正受到研究者广泛的关注。外泌体是直径 30~150nm、密度在 1.13~1.21g/ml 的小囊泡，天然存在于体液中，包括血液、唾液、尿液和母乳。外泌体携带的不同蛋白质能够发挥不同的生物学功能。例如，肿瘤细胞分泌的外泌体能够介导血管再生、肿瘤细胞增殖及免疫逃逸；而树突状细胞源性外泌体则能够引起机体有效的抗肿瘤免疫应答。目前的研究结果发现，外泌体内含有与细胞来源相关的蛋白质、rRNA 和 microRNA，并且外泌体能够通过生物屏障，在细胞间传递功能性核酸分子，从而发挥各种生物学功能，故外泌体有望成为一种新型给药途径及基因治疗载体。外泌体携带的蛋白质包括源细胞非特异性蛋白质和源细胞特异性蛋白分子两类。前者可能与外泌体的生物发生和生物学作用有关，主要包括细胞溶质蛋白、参与细胞内信号转导的蛋白、各种代谢酶、热休克蛋白和四次跨膜蛋白；后者是一类特殊蛋白质，这类蛋白质只存在于某种特殊的细胞分泌的外泌体中，而这些特定细胞源的外泌体与其生物学功能有着密切联系。

基因芯片、高通量测序等分子生物学技术及系统生物学的不断发展，为形态学分型向更为精准的分子分型转变提供技术支持，对了解肿瘤生物学行为、个体化的靶向治疗和免疫检查点治疗打下基础。相信持续的生物技术进步、人工智能发展和科学家们的不懈追求，终将为肿瘤诊治领域带来更加丰富的内涵。

（高迎春　张丽）

第八章 肿瘤外科的医学人文

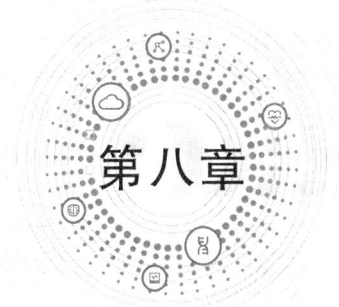

在国内还没有医学人文这个提法之前,"仁心仁术"通常是我们对一位优秀医生的最高评价。在我们的学习成长之路上,很多前辈对患者的和蔼态度、无微不至的关心其实都在充分体现医学人文这一理念。时代在发展,医学在进步。"To cure sometimes, to relieve often, to comfort always" 这句至理名言也被赋予了更全面的内涵。那在现代医学人文视角下,肿瘤外科的诊断和治疗有何不同之处呢?

肿瘤患者的诊断和治疗应该被看作涉及患者身体和精神两个层面的重要问题。治疗不仅仅是对患者疾病的治疗,更是对患者全面的关怀和支持。医生不仅仅需要考虑临床资料,还需要关注患者的心理状态、家庭和社会背景等因素。在诊断和治疗过程中,应尊重患者的意愿、信仰和文化差异,同时注重患者生活质量的提高。

作为肿瘤外科医生,手术、化疗和放疗这个"三明治"几乎是我们治疗肿瘤的"万能法宝",加上目前流行的靶向治疗和免疫治疗,治疗效果确实也是非常不错的,"生物—心理—社会"医学模式虽已逐渐取代单纯的"生物"医学模式,却在人山人海的医院中被忽视了。现实情况是,从不同的角度看待肿瘤治疗问题,答案也不尽相同,这也存在于国内外不同版本的治疗指南中。当今社会越来越强调高质量发展和高品质生活。所以,除了疗效,治疗全程重视患者感受和选择，成为越来越重要的议题。

在诊断方面，医生与患者需要相互信任并充分沟通，医生应尽可能详细地了解患者的症状、病史和家族史，进行全面的体格检查、病理学检查和血清学检测，甚至基因检测。在病理学检查中，医生需要考虑肿瘤的类型、分级和分期等因素，同时注重肿瘤的生物学特征和分子标志物的检测，充分告知患者病情和目前国内外可能的所有治疗方法，结合患者的身体状况、年龄和合并症等因素，与患者和家属一起制订最佳的治疗方案，即获得患者的"知情同意"。在进行任何有创的检查或医学治疗前，医生必须征得患者或患者监护人的同意，确保患者是知情的、自愿的且能承受的，患者有权知道风险、获益及可能的选择，并有选择的自由。

如患者没有能力理解以上情况或做出决定时，医生会请其授权的委托人做出决定。知情同意是临床诊疗中十分重要的方面。肿瘤治疗方案选择涉及医学专业领域，因此医生需要向患者及其委托人详细解释治疗方案的风险和利益，以帮助他们做出最合适的选择，其中包括：

1) 治疗方案的准确描述。包括治疗方案的目的，如是根治性切除肿瘤还是单纯解除症状；具体的手术方式、预期效果，如大数据之下治疗的5年生存率；以及科室既往手术的数据总结、费用情况，如各地各级医保的报销比例等方面内容。

2) 治疗风险和不良反应。医生需要告知患者可能出现的治疗风险和不良反应，如手术可能带来的并发症甚至死亡率等。

3) 替代方法。医生应向患者介绍其他可能的治疗方案，包括替代治疗方法或介绍更具经验的专家和学科。

往往知情同意的过程是烦琐且耗费心力的，即便是患者或者家属具有医学背景，往往也难于在短时间内获取足够的信息并做出明智的选择。有两个建议可供参考。一是多学科诊疗模式（multidisciplinary team，MDT），由多个相关学科专家组成相对固定的临床工作专家组，针对某一系统疾病（或肿瘤），通过定期会议形式，讨论出适合患者的最佳治疗方案。例如，在医院层面集中影像科、肿瘤内科、肿瘤外科、放疗科、肝胆外科、胸外科和病理科等专业团队一起就患者的具体病情做出分析讨论，同时邀请患者和家属一起参加，最大限度地整合资源，集思广益，做出最有利于患者的选择。二是采用多媒体远程会诊或是众多App或是互联网医院的形式，让患者短时间内得到国内专家的相关治疗意见和建议，再做出最适合自身情况的选择。

首先，站在治疗策略主要拟订者的角度，外科医生往往会同肿瘤内科和放疗科医生产生治疗上的分歧，但是总的来说，外科医生的治疗策略往往是积极的甚至是激进的。患者和家属在多数情况下也倾向于依赖外科医生的专业判断，这既是对医生的信任，同时也是一种"责任"的转移。为什么这么说呢？从结果来回溯，外科医生的决断也不总是正确的，理想的治疗效果下，人人欢喜；若结果不如人意，主诊医生将承受极大的压力。积极的治疗手段并不总是有理想的结果。其次，标准的治疗往往针对的是所谓的"标准人群"，以结直肠癌为例，结直肠癌是男性第三大常见恶性肿瘤、女性第二大常见恶性肿瘤。其中男性直肠癌的平均诊断年龄是 68 岁，而女性是 72 岁，由此可见直肠癌是一种老年高发疾病，严重威胁老年人的生命和健康。但直肠癌临床试验参与者的平均年龄一般小于 65 岁。由于参与试验的人群在临床试验中代表性不足，从而实际工作中缺乏可指导治疗的证据。全直肠系膜切除（total mesorectal excision，TME）治疗对年轻患者有利。老年患者并发症发生率较高，而这些并发症可导致患者术后的死亡风险增加。直肠癌术后 6 个月的死亡率，65~74 岁的患者中约为 5%，75~84 岁的患者约为 14%，85~95 岁的患者约为 29%。美国、欧洲、日本指南中的标准治疗方案所针对的大多数人群，并不能完全囊括高龄老年人这个特殊的群体。可见，依据指南治病，并非对所有人有效。最后，有一种现象被临床医生反复观察到，即相同的肿瘤分期、相同的营养状况、相同的治疗方案下，不同患者的结局却不尽相同。甚至相同的治疗结局之下，如肿瘤复发，患者和家属的反馈也截然不同，有继续积极治疗取得新进展的，有颓然放弃治疗的，也有极端个例迁怒于医者的。有人将其归因于个体差异，但是肿瘤患者和家属的期望值和心理状态已经不仅仅是一个单纯的医疗问题，同时也是一个社会问题。针对这方面的深入讨论和研究少之又少。单纯只通过肿瘤的分期来制定标准治疗策略的模式遇到越来越多的挑战。回顾治疗过程中带来的一系列问题，还原一切已知条件，作为患者、家属和医生，您还会做出相同的选择吗？

在临床的实际工作中，肿瘤患者对自己的病情往往不是最知情的，患者的直系亲属或者被授权的亲属通常是与医生交流、谈话和签字的主要对象。随着医学人文的发展，这种情况也在慢慢转变，肿瘤患者其实并没有家属想象的那么脆弱，而面对各种未知选项，代替选择也会给家属带来巨大的压力。我们越来越多地推荐在诊疗过程中让患者全程参与讨论决策，往往能带来满意的效果。

尊重肿瘤患者的文化差异是肿瘤外科医生必须遵守的伦理原则，需要医生具备跨文化沟通的能力和文化敏感性。肿瘤外科医生需要了解患者的文化背景、宗教信仰和价值观等，尊重患者的习俗和文化差异，并在治疗中加以考虑。例如，在低位直肠癌的治疗中，肠造口在某些宗教日常中会被视为不洁，在治疗方案选择上，保住肛门会成为比延长生存时间更重要的选项，医生应该根据不同的患者采用不同的治疗方案。当然，全面的告知是必须且首要的。基于对患者宗教信仰的尊重，医生与患者和家属充分沟通，签署法律文书备案后，采用最适合患者的治疗方式，同时也不断改进诊断和治疗技术，提高患者的生存率和生活质量。我们需要倾听患者的意见和需求，并使用恰当的语言和方式进行沟通，尊重患者的文化差异，包括使用适当的礼仪、词汇、口音和语速等。生硬的医学词汇洋洋洒洒，往往让存在文化和地域差异的患者云里雾里，医生应采用尽量贴合患者日常的语言举例、绘图，以更好地促进医患交流。医生应尊重和理解患者的价值观，包括对于医疗的看法和态度。医生可以与患者一起探讨治疗方案，确保方案符合患者的信仰和价值观。在真实世界里，中医中药治疗往往成为大部分肿瘤晚期患者或者肿瘤康复患者的选择，从宏观的方面来看，这在调理患者的内环境、安抚患者的心理方面是能起到积极作用的；长期来讲，结合中国国情，肿瘤外科也需要通过中西医结合等一系列医疗措施，为患者找到更适合的治疗模式。

外科医生在面对患者时，思考问题的角度及其排序通常是："安全、根治和生活质量"。但是，患者的角度及其排序又不尽相同，生活质量往往是患者首先关注的。简单来说，医生的出发点通常是某种医疗手段（如根治性手术）对患者来说是不是安全的，能不能解除病痛（如完整地切除肿瘤），最后才会考虑治疗对患者以后的生活有没有影响。还是以低位直肠癌的保留肛门问题为例，从肿瘤外科的观点来看，切除低位的直肠、肛门和周围皮肤脂肪组织，可以彻底清除病灶，而且永久的乙状结肠造口避免了低位吻合带来的吻合口漏风险。这一手术方式也是多年以来的标准治疗低位直肠癌的方式。但是永久造口给患者带来的不仅仅是较长的生存时间，也带来生活质量的下降，毕竟不是所有人都能正视自己不受控制的粪便及特殊的气味，造口也让患者的出门旅行、正常社交甚至日常生活都受到了影响。随着医学技术的进步及对医学人文和患者生活质量的重视，保留肛门或者保留器官越来越成为肿瘤外科工作重点考量的内容之一。术前新辅助放化疗和新型手术器械的应用、手术方式和吻合技术的提高,将保留肛门的概率进一步提高,统编外科教材也将腹膜反折以下直肠癌需要行"腹部会阴联合切除"这一提法删除了。新辅助放化疗开展以来,达到完全缓解的患者进行"Wait & Watch"或者经肛门局部切除已成为国际国内讨论和研究低位直肠癌的热点。

关怀肿瘤患者是一种全面的治疗理念,可以帮助患者更好地应对肿瘤治疗和康复过程,提高生活质量。目前我国的患者关怀往往流于形式,公式化的术前谈话是目前医患间主要的交流方式,然后是主管医生或者科室主任的查房。不难发现,医生查房通常会给患者和家属带来极大的安慰和信心。从外科医生的角度出发,真实世界里,整个医疗团队在患者入院伊始就开始工作,翔实的病史询问和书写、事无巨细的护理,记录、检查和检验结果的判读、治疗组和科室内部的病情讨论、多学科的会诊,都在医院里流水线一般地紧凑快速地进行着。夜以继日的手术,麻醉医生、手术室护士和外科医生们的辛苦努力也是无法完全量化的。这些模式化谈话的背景情况往往是患者和家属不了解的。在日常的医疗工作中,让患者和家属加入整个医疗决策过程,以及参与一些简单的护理和记录工作可能是一种可行的交流和关怀方式。肿瘤外科医生需要增加与患者及家属谈话的时间和次数,如入院当天的交流就非常重要,这是建立医生与患者和家属信任协作关系的最好时机。在随后各项检查结果陆续出来以后,治疗的思路其实基本已经形成,适时的沟通可以缓解患者和家属焦虑、无序的状态。当然,医护人员的热情、耐心和专业态度也是必不可少。

肿瘤患者常常面临心理压力和负面情绪,包括焦虑、恐惧、抑郁等。在繁重的肿瘤治疗临床工作中,这些患者的心理状况往往被忽视。2018年 Cancer 杂志文章数据显示,1/10 的肿瘤患者有焦虑,而合并抑郁的患者约占 1/12。肿瘤外科医生需要给肿瘤患者提供必要的心理支持和治疗,广泛性焦虑量表(GAD-7)和抑郁症筛查量表(PHQ-9)可以早期识别需要心理支持和帮助的患者,帮助外科医生关注患者的心理健康,帮助患者缓解焦虑和恐惧,联合专业的心理咨询医生、志愿者服务和患者自助团体开展心理疏导等有助于缓解患者的负面情绪,提高其心理承受能力。此外,患者的家属也可能会面临许多情感和心理压力,家属不仅仅是患者坚持治疗的大后方,也是肿瘤外科医生的同盟军,早期重视家属的心理情况有助于对患者的全程支持和管理。最后,病友间的互助也是重要的方法,定期组织病友交流座谈会,介绍患者们相互认识，让患者感受到来自同伴的支持；邀请治疗和预后较好的病友与患者多做交流，现身说法，可帮助患者明确治疗目标并制订计划；通过力所能及的运动、思想交流、正念训练等引导患者正确宣泄不良情绪。

肿瘤外科医生需要注意的其他细节方面的管理包括疼痛管理、营养管理、社会支持、康复保障、治疗不良反应管理等。

疼痛管理：肿瘤手术患者常常面临剧烈的疼痛，应用强阿片类药物、弱阿片类药物和非甾体抗炎药等药物协同物理治疗等减轻疼痛的措施逐渐成为共识。帮助患者在术后及病程中不同阶段缓解疼痛，可以提高治疗质量和就医体验。一些文化对疼痛和疾病的看法可能与医学不同，医生需要理解这些文化信仰并提供相应的替代治疗方案。

营养管理：肿瘤患者常常出现食欲不振、消化不良、营养不足、消瘦等情况。入院时，医务工作者需要评估患者的营养状况，NRS 2002等常用的评估量表可以提供很大的帮助。医务工作者可以与患者一起制订适当的饮食计划，提供营养支持和教育。必要的营养支持包括口服或静脉营养等，可以帮助患者维持良好的营养状态，为未来的长期治疗打下坚实的基础。

社会支持：肿瘤患者常常需要面对社会和家庭的压力和困境，患者和家属可能需要解决如财务、法律、保险等方面的问题。医务工作者和志愿者需要提供相关信息、推荐社区资源和协调社会服务，提供必要的社会支持。同时医院、政府相关部门和公益组织也需要提供帮助，帮助患者解决治疗资金、医保报销、力所能及的工作和家庭问题，甚至提供必要的法律援助等。

康复支持：肿瘤治疗的各个阶段里，患者都需要进行康复治疗，医务工作者可以提供必要的康复支持，包括物理治疗和语言治疗等，帮助患者恢复身体功能，适应新情况，重新回归社会。

治疗不良反应管理：肿瘤治疗通常会带来许多不良反应，如恶心、呕吐、疲劳、失眠等。注意安排药物输注的顺序、重视止吐药物半衰期、提前给予预防性用药、充分的水化、给予助眠药物并提供适当的支持和治疗等都可以减少患者治疗中的不良反应。

总的来说，肿瘤外科医生除了掌控疾病本身和临床治疗，还应同时关注患者的意愿、信仰、文化和心理状态，全面支持、协助患者及其家庭度过艰难时刻，做好充足准备，争取获得最好的结果。

（黄鉴　刘芳　高梦雅　彭继邦）

第九章 肿瘤放射治疗

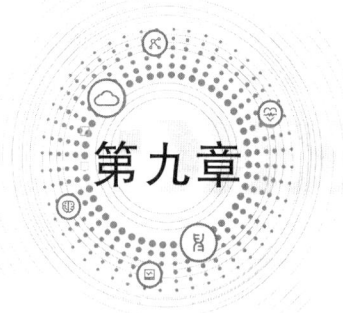

一、概述

放射治疗简称放疗，是使用射线来治疗肿瘤的一种方法。自1895年伦琴发现X线之后，射线很快被应用于恶性肿瘤的临床治疗，医疗界对辐射的生物学效应和放射损伤的认识逐渐加深。自1899年瑞典放射肿瘤学家应用X线成功治愈皮肤癌患者至今，经过一个多世纪的不断发展，放疗已经成为恶性肿瘤综合治疗中不可或缺的手段。

放疗是一个覆盖面极广的综合性学科，放射物理学、放射生物学、放射肿瘤学和放射治疗技术是其四大支柱，且与临床各个学科联系密切。由于计算机技术的发展，放射治疗计划系统也从之前的二维放疗发展到三维放疗，甚至四维调强适形放疗和生物调强放疗。质子、重粒子治疗及Flash极速放疗等先进放疗技术也在逐步应用于临床实践。伴随功能影像的飞速发展，以及对肿瘤放射生物学特征和放射效应的认识加深，放射治疗已逐步发展至生物靶区勾画、自适应放疗的新阶段。精确定位、精准勾画、精确计划、精确摆位和精确照射等一系列先进放疗技术在使肿瘤组织受到更高剂量照射的同时，也更好地保护了周围正常组织和周围危及器官。

在全球范围内，恶性肿瘤严重威胁人类的生命和健康。据 IARC 发布的《全球癌症统计报告》（GLOBOCAN 2020），2020 年全世界新发的恶性肿瘤患者约 1930 万，死于肿瘤的人数达 1000 万之巨。手术、放疗、化疗、靶向治疗和免疫治疗是治疗肿瘤的五大手段。在欧美国家，70% 的肿瘤患者在治疗的不同阶段需要接受放疗，其中 70% 为根治性放疗，而在接受根治性放疗的患者中，约 70% 的患者最后能够被根治。在可以治愈的恶性肿瘤中，放疗的贡献为 40%。放疗是目前效价比较高的肿瘤治疗方法。在所有肿瘤治疗费用当中，一般用于放疗的费用占比小于 5%。

按照临床治疗目的，放疗可分为根治性放疗、辅助放疗、姑息放疗和挽救放疗。

根治性放疗指患者在接受足够剂量的放疗后肿瘤可治愈，从而获得长期生存。根治性放疗的适应证包括口腔癌、口咽癌、扁桃体癌、喉癌、下咽癌、鼻咽癌、肺癌、食管癌、宫颈癌、前列腺癌、精原细胞瘤、肛管癌、淋巴瘤和皮肤癌等。部分肿瘤如喉癌，采取根治性放疗不光能让患者获得和手术切除同等的治疗效果，还可以保留喉的发音功能。另外，部分低度恶性肿瘤和良性肿瘤也可以通过放疗达到根治的目的，如骨巨细胞瘤、朗格汉斯组织细胞增生症和瘢痕疙瘩等。

辅助放疗指某些恶性肿瘤以手术或化疗为主要治疗方式，放疗和手术、化疗联合使用，从而进一步提高疗效的一种联合治疗方法。辅助放疗包括恶性肿瘤术后辅助放疗或放化疗、术前新辅助放疗或放化疗。恶性肿瘤术后辅助放疗或放化疗的主要目的是预防肿瘤局部复发或区域淋巴结转移，如喉癌、乳腺癌和直肠癌术后辅助放疗或放化疗。术前新辅助放疗或放化疗主要针对局部晚期恶性肿瘤，采用放疗缩小肿瘤，使得这部分患者手术切除范围变小，以提高疗效，如局部晚期食管癌和直肠癌的术前同步放化疗。

姑息放疗指晚期恶性肿瘤患者错过了根治性治疗的机会，采用放疗的方法减轻患者疼痛或肿瘤压迫的症状，提高患者生活质量，在一定程度上延长患者生存时间。例如恶性肿瘤骨转移所致疼痛，80% 的患者可以通过放疗获得减轻；恶性肿瘤脑转移的患者，可以通过放疗来缓解头痛、呕吐等症状，还可以延长患者生存时间；部分骨转移的患者，还可以通过接受相对较高剂量的放疗，在相当长的时间内控制肿瘤，达到带瘤生存的目的，甚至走上姑息性治疗向根治性治疗转化的道路。

挽救放疗指首次接受化疗或手术治疗的患者，还可以接受放疗，获得根治性治疗或姑息治疗的疗效。例如早期霍奇金淋巴瘤标准治疗为化疗后放疗，如果患者难以耐受化疗，应该予以挽救放疗，以获得根治性治疗的疗效。

二、放疗流程

总体而言，放疗的流程包括肿瘤定位、靶区勾画、计划设计、计划验证和治疗实施。

在患者接受放疗前，主管医生会做好如下准备工作：了解患者肿瘤类型、大小、位置及放疗敏感性，收集患者年龄、体能状况、既往病史及治疗情况，向患者详细说明放疗目的及替代方案、可能出现的不良反应及治疗措施、后续治疗的选择；患者放疗前准备（如鼻咽癌患者放疗前龋齿的处理）；心理辅导等。特别注意的是，放疗并不是完全无损伤的治疗，同样伴有不良反应。因此，放疗前医生对患者的详细告知和细心解释相当重要。针对口腔、鼻咽、口咽等头颈肿瘤放疗患者，很多患者担心掉头发，作为专业医生要给患者讲在前面，给患者解释清楚放疗所致脱发属于放疗不良反应，是暂时现象，放疗暂停后头发会重新生长出来。还可以建议患者放疗定位前理发，然后戴假发或者帽子，这样不会因为放疗中出现大量脱发引起身心不适，甚至恐惧。同时，针对头颈肿瘤放疗患者，医生需要给患者示范如何进行张口训练和转颈训练，以促进康复。查房过程中，笔者团队经常与头颈肿瘤放疗患者共同进行张口训练，除了增加医患互信外，还可以关注患者的口腔清洁情况，对口腔清洁好的患者予以表扬，对不好的予以提醒，融洽病房气氛。

肿瘤定位是放疗过程中很重要的一个环节，它是实现高精度肿瘤定位、高精度放疗计划设计和高精度放疗实施的前提。肿瘤定位环节最重要的是保证患者体位的舒适性和可重复性，以便射线能够精确地照射到肿瘤，避免脱靶。患者体位的确立应在放疗计划设计前完成，医生既要考虑到布野的要求，又要保证患者的舒适性。因此，这对医生的空间想象力提出了要求。在定位的过程中，医生需要全程参与并与放疗技师配合，保证摆位的可重复性。有时候，还需要对特殊位置的肿瘤进行参考标记,方便靶区勾画和范围界定。

参考标记是用作肿瘤定位的标记,位于肿瘤附近的患者皮肤或相应面罩(或体膜)或定位框上。参考标记需在整个放疗过程中保持清晰可见,如标记在皮肤上,需向患者详细说明标记的重要性和保持标记的注意事项。

标记时,患者摆好治疗体位,将 CT 定位标记"+"或磁共振定位标记"+"贴于参考标记点。扫描前,需先拍摄平片,在平片上确定参考标记点的平面为 CT 或 MRI 的参考扫描平面。

进行 CT 或 MRI 后,通过传输系统将 CT 或 MRI 图像传输到放疗计划系统中,确定放疗照射的范围(即靶区),放疗医生将要照射的肿瘤区域勾画出来,同时还要将需要保护的正常组织和器官(危及器官)勾画出来。靶区勾画是个精细活,需要放疗医生根据指南要求和疾病生物学行为,对解剖学、影像学、放射物理学、放射生物学等有深入的理解,还需要放疗医生有丰富的临床经验。一般情况下,靶区先由初级或中级医师勾画,再由高级医师审核并提出修改意见,必要时需全科讨论后再做决定。

肿瘤靶区确定好以后,医生需要根据患者的一般状况、肿瘤放射敏感性、放疗目的、肿瘤的位置和大小、是否合并其他抗肿瘤治疗、既往是否行放疗等因素开具放疗处方,包括放疗技术、放疗总剂量、分割剂量、照射次数、治疗时间及危及器官和正常组织剂量限制等。

放疗计划设计需要物理师在专用的软件上,通过计算模拟出需要照射的各种参数,来帮助放疗医生实现辐射的投放。放疗计划设计要求物理师掌握医学影像学、肿瘤放射治疗和肿瘤放射物理等相关知识,结合计划设计方法和实际经验来完成放疗计划的设计。

放疗计划设计完成后,由放疗医生完成计划评估和审核,评估内容包括正常组织能否得到保护、肿瘤靶区剂量是否达标、肿瘤靶区是否全覆盖、肿瘤靶区内剂量是否均匀等。若放疗计划设计不能达到要求,放疗医生和物理师还需紧密配合,找到原因并做出改进。好的放疗计划能使肿瘤接受尽可能高的放疗剂量(加大肿瘤细胞的杀灭率),同时使正常组织受到的放疗剂量尽可能低(更好地保护正常组织)。

在患者接受放疗前,还需要对放疗计划进行照射位置和照射剂量的验证。放疗位置的验证也称为"复位",以保证接受放疗的肿瘤没有脱靶,复位一般在常规模拟机下透视或借助锥形束 CT 在直线加速器上完成。放疗剂量的验证是为了保证给予肿瘤足够的放疗剂量,主要采用实验测量的方法。

放疗计划验证通过后,患者就可以到直线加速器机房接受放疗。首先,放疗技师会对患者进行摆位(按照 CT 模拟定位时的体位进行固定);然后,放疗医生和物理师再次确定患者体位;最后,按照之前设定好的放疗参数进行放疗。

三、常见放疗不良反应及处理

一般而言,放疗常见的不良反应包括全身反应和特定组织反应,也包括急性反应和迟发性反应。这也是放疗中需要重点关注的内容。

(一)全身反应

在接受放疗的患者中,大多数患者无明显的全身反应或全身反应很轻,无须特别处理。但是有个别的患者全身反应较明显,表现为疲乏(可少活动,多休息)、食欲降低(可增加平时喜食食物和蔬果,保持适度的运动,必要时给予激素类药物增加食欲)、恶心呕吐(可闻柠檬、柑橘类水果,必要时在医生指导下口服或输注止吐药物)。上述症状严重者需积极寻求放疗医生的帮助,积极对症处理,保证放疗的顺利完成。

(二)骨髓抑制

在放疗期间,患者需每周复查血常规,必要时每三天复查血常规。患者白细胞计数低常表现为乏力,严重者甚至出现发热,需在放疗医生指导下进行升白细胞治疗,严重者需中止放疗,进行升白细胞和抗生素预防感染等治疗;血小板计数轻度下降一般无症状,过低时可有皮肤紫癜等,特别是在行盆腔放疗或同步放化疗的患者较易出现,临床上处理起来相对棘手,需积极寻求放疗医生的帮助和治疗;血红蛋白低一般表现为易疲乏、活动量受限,多项研究发现贫血易导致放疗疗效变差,因此应积极探明病因并纠正贫血(加强营养,多食用鱼肉类高蛋白食物，必要时行输血治疗）。

（三）口腔黏膜炎

口腔黏膜炎是头颈肿瘤放疗患者的常见和最严重的不良反应，主要表现为红白黏膜炎、溃疡甚至出血和坏死，一般出现在放疗后的 3~4 周。出现上述情况，患者需在放疗医生的指导下进行积极对症处理：保证营养的摄入（必要时可行静脉营养支持治疗、鼻饲或胃造口）、漱口液含漱（维持口腔酸碱度，避免口腔感染）、运用镇痛药物，必要时需接受抗生素治疗等。从放疗一开始，医生就需要向患者反复强调口腔清洁的重要性，以减轻黏膜反应，提高生活质量，同时强调注意饮食，保证营养。

（四）急性放射性皮炎

急性放射性皮炎一般出现在放疗开始后 2~3 周，表现为皮肤干燥、脱毛、色素沉着及红斑；在放疗的 4~5 周出现干性脱皮或湿性脱皮，表现为皮肤瘙痒或溃疡。可按烧伤或晒伤对症处理，避免摩擦，预防皮肤破损及感染，严重时需暂停放疗。随着高能 X 线和一些皮肤保护剂的应用，急性放射性皮炎的发生逐步得到有效的控制。但是，当会阴、腋窝等部位接受照射时，仍然要高度重视，要告知患者保持照射部位的干燥，衣着松紧适宜，避免过紧。

（五）放射性肺炎

放射性肺炎常发生于接受放疗的肺癌、乳腺癌、食管癌患者，多于放疗后 2~3 周出现症状，常表现为刺激性干咳，伴气急、心悸和胸痛，不发热或低热，偶有高热、呼吸困难等。一旦诊断明确，需积极寻求放疗医生帮助并行对症处理：足量足疗程的糖皮质激素治疗、抗生素预防感染、止咳祛痰、适当氧疗（吸氧、机械辅助通气）等。放射性肺纤维化的发生基本是不可逆的，因此，及时准确判断并积极干预是防止放射性肺炎发展为放射性肺纤维化的关键所在，而放疗中的预防往往比治疗更重要且更有效。这需要放疗医生结合患者状态、基础疾病、肺功能、肿瘤、治疗等几个因素来综合考虑放疗的正当性，并精细勾画靶区和制定放疗计划。

（六）急性放射性食管炎

急性放射性食管炎多表现为吞咽疼痛，进食困难的症状较前加重，或术后放疗患者出现吞咽梗阻，发生时间多数为放疗开始后2~4周。如患者疼痛症状较轻时可以不做处理，予少量激素和黏膜保护剂；严重时应暂停放疗，给予静脉输液、黏膜表面麻醉剂、镇痛等对症处理。处置过程中，需要细心解释并做好宣教，告知内容包括但不限于细嚼慢咽，进食软流质、清淡且温凉的饮食，忌坚硬、粗纤维、燥辣、过热食物，注意保持水盐摄入。

（七）急性放射性胃炎

急性放射性胃炎一般在放疗开始后1~2周出现，并可持续1个月以上且轻重程度不一。患者表现为剑突下疼痛、吞咽困难、食欲下降、恶心呕吐、黑便，严重时可反复出现黑便、便血。如患者症状较轻时可以不做处理，予以少量激素和黏膜保护剂治疗；严重时需暂停放疗，给予静脉输液、抑酸、镇痛和止血等对症处理。

（八）急性放射性直肠炎

急性放射性直肠炎常在放疗开始后1~2周出现，是盆腔肿瘤患者的常见放疗不良反应，表现为便急、便频、便血、腹泻、里急后重和肛门疼痛等。出现上述症状需积极进行如下处理：低纤维、低脂、高热量及高蛋白饮食；在营养科医生指导下口服营养支持治疗，营养剂中可适当加入谷氨酰胺、益生菌和维生素 B_{12}；药物治疗，包括非甾体抗炎药、类固醇类药物、抗生素、止泻药等；保留灌肠；内镜治疗甚至手术等。

除上述常见放疗不良反应外，还有放射性脊髓损伤、脑干和脑实质损伤、性腺损伤、肝肾损伤和心脏损伤等。在现代放疗技术和危及器官剂量的严格限制下，出现上述器官损伤的概率相对较低。

四、现代放疗技术

在现代放疗技术应用方面，最常见的是三维适形放疗（3DCRT）、调强放疗（IMRT）、容积旋转调强放疗（VMAT）、立体定向放疗（SBRT）和螺旋断层放疗（TOMO）。新型 PET 功能影像有望改善肿瘤靶区和治疗投送，并根据治疗反应对风险进行分层。现代质子治疗表明，随着 IMPT 的优化和更广泛的应用，头颈肿瘤患者的生活质量有了良好的改善。

放疗是一种被广泛使用的治疗形式，用于一半以上的肿瘤患者。随着对肿瘤和放射生物学理解的深入、医学物理学和计算机科学及技术的发展等，放疗的有效性和治愈成功率不断提高。患者受益于新的治疗理念，如乳腺癌和前列腺癌的低分割放疗，将治疗持续时间缩短数周。筛选的早期乳腺癌症患者可以在保乳手术后进行局部乳腺照射，重点放在肿瘤床上，以提高耐受性和舒适度。5 次或 6 次（或仅 1 次）的大分割立体定向放疗，又称为放射外科，扩大了常见实体肿瘤的治疗选择，在实现肿瘤长期控制的同时，提高患者的生存率和生活质量。在早期肺癌的治疗中，立体定向放疗是一种替代原发性肿瘤手术的方法。对于骨转移性肿瘤患者，立体定向放疗可以有效治疗转移。在脑转移瘤治疗中，全脑照射被立体定向放疗取代，对单个转移瘤进行立体定向放疗，不良反应较少。最近，放疗和免疫疗法相结合在改善肿瘤控制方面亦取得了很好的疗效。放疗联合免疫疗法代表了一种新的治疗组合。然而，对其疗效和不良反应的最终评估仍然缺失，在治疗决策和治疗选择方面需要医生和患者均保持慎重。

现代放疗技术复杂且发展迅速，需要许多肩负不同角色的人协调一致才能安全实施。放疗的快速发展要求不断重新评估治疗过程和工作流程。因此，需要各个开展放疗的单位在临床实际工作中创建一种安全文化，做好放疗设备及环境的质量控制，确保整个放疗期间的医疗安全，包括给予正确的照射部位、照射剂量、照射分次，做好辐射防护及对放疗不良反应的观察和处理，让放疗真正惠及患者。

（杜驰　李海军）

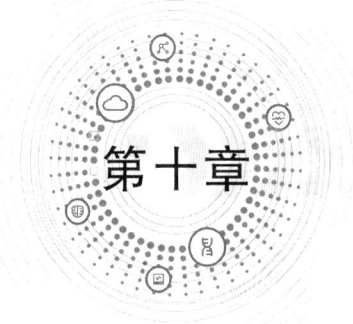

第十章 肿瘤化学治疗

化学治疗（chemotherapy）是肿瘤治疗中重要的一环，简称为化疗。其主要作用原理为通过药物杀伤肿瘤细胞，进而控制肿瘤生长。目前肿瘤的治疗手段日新月异，但化疗作为肿瘤综合治疗的一部分，仍是治疗肿瘤的重要方法。近年来，化疗联合放疗、靶向治疗、免疫治疗等为肿瘤治疗提供了更多、更新的选择，惠及了更多患者。

一、概述

化疗主要通过药物进行治疗，从其正式应用于临床至今已有几十年的历史。20世纪40年代，外国科学家通过对战争中死亡的军民进行尸检后发现，在受到氮芥类物质的影响后，人体内的淋巴组织和骨髓功能均受到了抑制。以此为基础，科学家们通过动物实验发现了氮芥这类药物对于增生活跃的淋巴组织有很好的抑制作用。后来，通过药理学家的努力，氮芥作为淋巴瘤（一种造血系统恶性肿瘤，具有增殖活跃的特点）的治疗药物问世，这也成为肿瘤化疗的开端。

通过几十年的发展，可用化学药物治疗的肿瘤类型从最初的造血系统恶性肿瘤发展到实体肿瘤。1958 年，美国学者首次使用化学药物治疗绒毛膜癌，开创了化疗在实体肿瘤中的应用。

到 20 世纪 80 至 90 年代，一系列耳熟能详的化疗药物相继问世。紫杉醇、多西他赛、吉西他滨、奥沙利铂、卡培他滨及替吉奥等药物的问世为肿瘤治疗带来了新手段。多种药物联合或序贯的治疗方案在多种肿瘤治疗中进行了尝试，逐渐形成了经验及指南规范并应用至今。

我们可以通过一个简单的描述来理解化疗的作用机制：庄稼地里长了杂草，庄稼就是人体正常的细胞，杂草是肿瘤细胞。现在用一定量的除草剂进行除草处理，除草剂的量用少了，杀不了杂草，而除草剂的量如果用大了，就可能连庄稼一起杀死了。所以，在现有的肿瘤化疗方案中，大多数药物的剂量是一个范围，为的就是可以根据患者情况进行适当的调整。

化疗经过这么多年的发展，在药理学、药代动力学等学科专家的努力下，已经形成了相对稳定的治疗方案和规范。目前，化疗与其他不同治疗原理的药物（包括靶向、免疫治疗药物）或治疗手段（包括放疗、介入治疗等）联合是当前研究者关注的重点。虽然肿瘤治疗方式越来越多，但化疗作为肿瘤治疗的基石，仍在其中的多个环节中起着重要的作用。

二、常用的化疗药物

常用的化疗药物种类繁多，不同的药物作用机制也各不相同，且其中涉及相当多的专业知识。在此，我们将以独特的角度介绍化疗药物，即将其按临床中是否常用及是否能够口服进行介绍。

（一）不能口服的化疗药物

此类药物主要以非口服途径使用，一般不能在门诊或医疗场所以外的地方使用。临床上较为常用的不能口服的化疗药物主要有以下几大类。

1. 植物碱类药物

此类药物主要来源于植物，是从具有抗肿瘤活性的植物提取物中分离得到的，在临床上应用非常广泛，其有效成分中以生物碱为主。临床常用的主要有以下几种。

1）紫杉类。主要包括紫杉醇及多西他赛，这两种药物原理类似，主要作用于细胞内的微管结构。通俗点说，其主要作用为抑制细胞增殖中的特定结构，可导致细胞分裂受到影响，从而控制肿瘤发展。在全身多部位肿瘤的化疗方案中常能见到此类药。

近年来，紫杉醇脂质体及白蛋白紫杉醇的问世，使得紫杉醇类药物的使用风险更低，疗效更好。这两种药物以紫杉醇类药物为基础，进行了结构上的优化，从而达到增效减毒的作用。

2）长春碱类。主要包括长春新碱及长春瑞滨等药物，主要作用靶点也是细胞内的微管结构。此类药物以治疗造血系统恶性肿瘤为主，长春瑞滨在非小细胞肺癌及乳腺癌等实体肿瘤的治疗中也有应用。

3）喜树碱类。此类药物临床上使用较多的主要为伊立替康。此药物的主要作用原理为阻断DNA复制，进而阻断细胞增殖。此药物多在消化道恶性肿瘤及小细胞肺癌中使用，特别是在结直肠恶性肿瘤的一二线治疗中应用较多。

2. 抗肿瘤抗生素

抗肿瘤抗生素类药物是由微生物产生的有抗肿瘤活性的化学物质，主要作用为抑制肿瘤细胞关键位点，特别是DNA、RNA及相关蛋白质的产生，最终引起细胞变异，导致细胞死亡。临床上最常用的为蒽环类药物。其代表药物为阿霉素、表阿霉素及吡喃阿霉素。抗肿瘤抗生素主要用于造血系统恶性肿瘤及实体瘤中的乳腺癌、卵巢癌及软组织肉瘤等。其颜色鲜红，使用时配置好的溶液晶莹剔透，让人印象深刻。但也有"高风险药物"的特质，如果在血管外渗漏，可能会造成严重的局部软组织损伤，严重时可能需要植皮等外科处理，否则无法愈合。所以此类药物一般要求深静脉置管后使用。

3. 抗代谢类药物

此类药物在结构上与细胞维持功能所需的重要结构相似，可以起到"占着位置不做事"的作用，最终影响肿瘤细胞的增殖。

1) 叶酸类似物。此类药物包括培美曲塞、雷替曲塞等。培美曲塞是多靶点的叶酸拮抗剂，主要用于胸膜间皮瘤及非小细胞肺癌中的腺癌。雷替曲塞出现较晚，主要的适应证为晚期结直肠癌的三线治疗，目前也有部分学者用来进行肝脏恶性肿瘤的介入灌注治疗，此部分内容将在后续章节中描述，此处不赘述。

2) 嘧啶类似物。此类药物主要包括氟尿嘧啶及其口服制剂卡培他滨与替吉奥等。氟尿嘧啶这个药物临床已经应用多年，常在头颈部恶性肿瘤、消化道恶性肿瘤的治疗方案中见到，是临床上使用非常多的化疗药物。

肺癌及头颈部鳞癌患者常会用到的吉西他滨也属于此类。但与氟尿嘧啶是尿嘧啶类似物不同，吉西他滨是胞嘧啶类似物，在胰腺癌、乳腺癌等病种中也有大量的应用。

4. 其他类

某些不便归类的不能口服的化疗药物均在此类中进行介绍。

1) 铂类药物。铂类药物在肿瘤化疗中的地位也非常重要。其主要依靠剂量浓度起作用，是细胞周期非特异性药物，直接与细胞内的DNA结合，最终导致DNA断裂，抑制肿瘤细胞的复制。临床上常用的铂类药物为顺铂、卡铂及奥沙利铂等。其大致的抗瘤谱类似，但因为临床研究涉及的药物不同及可能的不良反应的差别，所以在临床上的使用稍有不同。近年来，同类药物中的奈达铂及洛铂等的临床应用也在逐渐展开。

2) 酶制剂类药物。天冬酰胺酶类的药物属于此类，在造血系统恶性肿瘤如NK/T细胞淋巴瘤的治疗中是基础的化疗药物。

3) 激素类。地塞米松、泼尼松等药物常作为肿瘤治疗的辅助用药。其作为化疗方案的一部分常在白血病、骨髓瘤及淋巴瘤的治疗方案中见到。

(二) 可以口服的药物

从使用的便利性来说，口服药物较非口服药物方便，更易为患者接受。但其也有不利于诊疗的缺点。一是此药在家里使用，患者有各种不适的情况时无法得到及时处理，可能影响患者用药感受。二是此类药物多经过口服，然后在肠道吸收，肠道吸收的药物会优先经过肝脏代谢，在这个过程中，肝脏可能对药物进行一轮"清理",可能影响药物疗效,对肝功能也有一定影响。但总体而言,口服化疗药物对于不愿长期输液或静脉输液条件不好的患者而言是个良好的补充,也有助于缩短患者的住院时间。

临床常见的口服化疗药物主要为卡培他滨及替吉奥胶囊等。上述两种药物基本都是氟尿嘧啶类的衍生物,通过口服的方式给药,但常需要长时间服用。

三、化疗常见不良反应

化疗归根结底是使用能够杀伤肿瘤细胞的化学药物进行治疗,所以,对于体内增殖比较迅速的细胞,如骨髓中分裂较快的造血细胞等影响较大,从而引起相关的不良反应。

(一)骨髓抑制

骨髓抑制是肿瘤化疗中最常出现的不良反应,也是对患者身体状况、精神心理状态等影响最大的因素。化疗药物同时杀伤体内增殖较快的肿瘤细胞和骨髓造血细胞是骨髓抑制出现的主要原因。其主要表现为三系细胞的减少,包括白细胞、血小板及红细胞。其中白细胞中的中性粒细胞是我们需要关注的指标。骨髓抑制一般出现在化疗结束后 1~2 周,但如果遇到患者身体状况较差、化疗药物剂量太大等情况,可能会在化疗后数日内就出现较重的骨髓抑制。严重的白细胞计数降低可导致感染发生率升高,严重的血小板计数降低可能导致自发性出血,严重的贫血可能导致患者体力变差等。此外,血小板和红细胞的寿命较长,出现这两种细胞计数下降的时间一般比白细胞晚,使用相应药物纠正的时候也会花费更长时间,这些都需要患者及医务工作者注意。

(二)消化道反应

化疗药物引起消化道反应的概率很高,其出现的主要原因是化疗药物对胃肠道或者大脑的呕吐中枢的直接或间接刺激。呕吐出现的时间长短不一,也因人而异,有些患者对恶心、呕吐耐受良好,有些患者则可能反应非常严重。目前已有多种治疗呕吐的药物问世,根据呕吐发生的不同原因进行相应干预,让患者的不适可以最大限度地降低。此外,某些化疗药物对口腔、消化道生长旺盛的黏膜上皮细胞会造成直接损伤,这些患者可能比较容易出现口腔溃疡或胃肠炎,有些患者可能出现控制不住的腹泻,严重时可能危及生命。

(三) 脱发

头发的生长与毛囊细胞关系密切,化疗药物的非选择性杀伤作用可能会损伤毛囊细胞,导致脱发。脱发的严重程度不一,也因人而异。在蒽环类药物的使用中常出现脱发,而蒽环类药物又是淋巴瘤或白血病等的主要治疗药物,所以经常可以看到白血病患者戴帽子,因为其头发及眉毛等体毛均可因治疗而出现脱落。其他化疗药物导致脱发的概率不一,有些药物则不易导致脱发。大部分脱发是可逆的,在系统治疗结束后头发会慢慢长回来,只有少数患者出现永久性脱发。

(四) 其他不良反应

化疗药物对全身多处器官均有影响,但出现概率较上述不良反应轻,比如心脏毒性、肝毒性、肺毒性、神经毒性、血管毒性及泌尿生殖系统毒性等。大部分毒性与化疗药物的作用机制有关。其中,蒽环类药物较易出现心脏毒性,会损伤心肌细胞,因此需要在化疗前进行相应的评估,对终身累积用量也有一定的限制。肝毒性则可能在所有化疗药物的应用中出现,常导致药物性肝损害。大部分的器官毒性可通过停药及积极对症支持治疗恢复。但肺毒性和肾毒性恢复较慢,比如抗肿瘤抗生素类药物博来霉素比较容易出现肺毒性,严重时可导致肺间质纤维化,而肺间质纤维化属于器质性损伤,多不可逆,可导致肺功能明显受损,从而影响患者生活质量。

化疗药物导致器官功能受损的原因要考虑到化疗药物的药代动力学特点。有些药物通过呼吸道排出体外,有些通过胆道排泄,还有些通过泌尿系统排泄,相应的代谢途径也决定了这些药物对不同器官的功能要求。所以,熟悉常见化疗药物的药代动力学特点有助于降低患者重要器官功能损伤的可能。在实施化疗之前也要根据患者可能使用的化疗方案进行相应的实验室或器官功能检查，以进一步降低患者出现化疗不良反应的概率。

四、新型化疗药物的应用及展望

前文简要介绍了常用化疗药物的作用机制，我们可以看出，化疗药物对于肿瘤细胞及机体的杀伤作用是无差别的。当然，肿瘤细胞因为其增殖较快，化疗药物对其作用强于机体其他正常细胞。但是，机体的不良反应仍然较大。在靶向治疗药物问世后，有学者针对靶向治疗药物和化疗药物的联合进行了深入的研究。找到了肿瘤细胞上的靶点，通过适当的技术，将这个靶点作为靶子，使用靶向治疗药物联合化疗药物的方式，对肿瘤细胞进行定点清除。这是目前新型化疗药物的作用机制，通过各种方式起到增效减毒的作用，也是化疗很有前景的发展方向。

五、从医学人文的角度看肿瘤化疗

肿瘤化疗很大程度上是痛苦的，对于患者而言，很容易出现厌烦情绪。每次化疗后恶心、呕吐等不适，长期入院的不便，多次化疗经受的"折磨"，家属的态度等，都是肿瘤化疗患者面临的重要问题。患者生病以后是一个家庭受到影响，家庭关系、经济条件都是影响肿瘤化疗患者的因素。所以，减少患者的不良情绪，创造良好的就医体验就显得尤为重要。例如，在化疗方案上根据患者情况酌情考虑口服药物的方案，减少患者住院输液时间等都是可以考虑的，当然这也要建立在不影响治疗效果的情况下。此外，对于患者的情绪管理我们也可以做得更多。笔者科室也已经开展了相应的改善患者就医体验的临床观察，如"小丑医疗"模式对患者不良情绪的改善作用等，将快乐带给患者及家属，让他们在愉快的氛围中接受治疗。而通过改善患者就医体验、改良患者使用的治疗方案等方式，有助于患者更好地接受治疗。

（张杰）

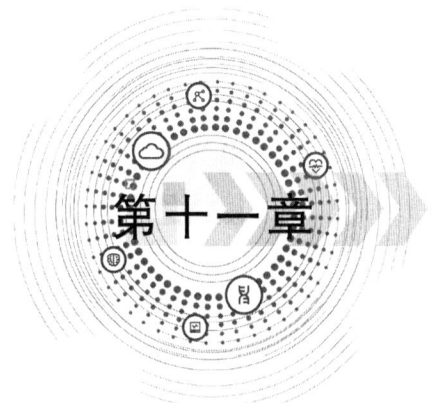

第十一章 肿瘤靶向治疗

多年前的一天，笔者收到一本书，名字是《神奇的抗癌药丸》，作者是德国诺华公司的魏思乐，这本书详细记录了研究格列卫的过程。格列卫是治疗胃肠间质瘤的一个特效药物，药品名称为甲磺酸伊马替尼。这种药在《我不是药神》电影中有部分介绍，电影中主要谈的是经济学毒性，反映了一些患者面对恶性肿瘤的绝望，以及新药带来的希望。这本《神奇的抗癌药丸》对我帮助很大，作为一名临床医生，我很好奇药物的研发过程，我尤记得书中有医生带着研发药物的专家一起查房关心患者的情景。医生说："有这样一类病，我们束手无策，你们研发的怎么样？"研发药物的专家顿感压力山大，给患者鞠躬说："对不起，我们一定会努力的。"这个场景至今让我记忆深刻。后来我应邀到科伦集团研发部讲课时介绍了这个场景，让他们体会到责任和压力，让他们知道研发的药品不是冷冰冰的化合物，而是一片片挽救生命的神奇药物。

时隔不久，正好是医院药品临床试验管理规范（GCP）验收，我附上了一份《神奇的抗癌药丸》的读书笔记，主要是讨论一位参加了Ⅰ期格列卫剂量爬坡试验的患者，入组一段时间后又参加了随后的Ⅱ期研究。我当时很困惑，一个人可以入组两次吗？带着问题询问验收组，中山肿瘤医院的洪教授仔细解释道，经过了若干半衰期的洗脱以后是可以的。我又收获了知识，验收过程中的交流让我获益匪浅。专家们对我以读书笔记进行主动交流的方式给予了极大的肯定。

共生：与肿瘤相伴

如果有一种脱离细胞毒性范畴的药物，仅仅在家口服就可以控制肿瘤，是多么幸运的事！化疗、放疗仿佛是战争中的"冷兵器"。对付体内凶残的肿瘤细胞，一旦手里面有了兵器，作为战士的医生肯定欣喜若狂。医生是最希望患者康复的人。姑息与康复专家于世英教授讲课时说，有一些患者服用靶向药物后明明肿瘤没有缩小，但是患者觉得已经好了不少，开始医生以为是心理作用，结果仔细分析发现，虽然肿瘤没有缩小，但是肿瘤的"强度"（我们叫CT值）已经减弱了，就是肿瘤没有多少"活性"了，患者和医生都很高兴。长期以来，肿瘤科医生工作很压抑，患者疗效差，医生没有成就感，而靶向治疗药物的出现改变了这一境况，可以说让医生兴高采烈。总有人将靶向治疗与化疗控制肿瘤进行对比，讨论中我反复说，化疗不良反应比较明显，而且不能一直做下去，又必须在医院治疗。而靶向治疗是在家服药，患者可以做家务，可以上班，不良反应小，如果我是肿瘤患者又有靶向药物的用药指征，我肯定选择一边吃药一边工作，让生活质量提高。

倒退十多年，那时候肺癌患者的靶向治疗特别贵，由此衍生出来的基因检测费用也是一笔不小的开销。如何减轻患者的经济压力呢？结合临床经验，总结规律："女性、亚州人、不吸烟，周围型"治疗后疗效好，我就向这相对"富集"效果的患者推荐；"男性、不吸烟、中央型"则不推荐，除非患者强烈要求。包括《我不是药神》中介绍的格列卫在内，很多靶向药物都有购买一段时间药物后给予免费赠药的政策，电影中对这个事情强调不多。当时特罗凯的赠药政策还要好一些，低收入家庭购买 4 个月后终身免费，低保患者则是提供 2 年国家支付的低保银行流水就可以直接免费使用。我利用这些政策，邀请志愿者帮助患者办理赠药申请，尽量减少治疗费用，一些低体重的患者直接选择 75mg 服药，这样 4 个月四万八的起付费变成了二万四，患者可以节约很多。有人说这样做循证证据不够。我解释说，对于不良反应偏大的患者，不管体重如何，说明书指导可以从 150mg 降为 100mg，特罗凯本来就有 100mg 规格的药物。一个身高体壮的用 100mg 都行，那么一位身高体重都不突出的人，比如高 150cm 左右、体重不到 50kg，服用 75mg 怎么不行了？医生在为患者治疗疾病的同时，尽可能为患者节约费用，应体现在日常诊疗活动中。

我曾经治疗的小红是一个比较让人印象深刻的患者。她的女儿是社会体育专业的，熟悉"社会工作"，正在读书的姑娘帮助我做了一个朋友圈，方便患者集中管理。她很希望有"社工"加入肿瘤治疗中。小红术后复发出现了大量胸腔积液，入院时很急，基因检测结果显示 EGFR 19*del* 突变，推荐特罗凯时她犹豫了好久。当我说可以半量服用，费用也可以减半时，她一下子就接受了。治疗效果非常好，目前赠药发放了 3 年，几个领药的患者还相约一起去成都旅游，不亦乐乎。后来，小红病情进展，好在当时 3 代 EGFR-TKI 药物奥西替尼已经进入了医保，她就又参加了医院的三代药物免费临床试验，5 年时间里还上班、当社区网格员、打扫卫生，很有成就感。

"男神"白老师，82 岁，是患者们的"带头大哥"。他热心帮助患友，在病房张贴了一份成都领药的"攻略"，教大家怎样做到当天去当天回。白老师 87 岁病逝，远远超过我国男性的平均寿命，生活质量也很高。他也做生意，分给几个孙子一人几万元的创业基金，每天还给同样患肺癌、同样伴有基因突变的老伴按摩。白老师患肺癌后活了 5 年，我感慨万千，经常在各种场合讨论，大家会不会认为白老师的离开是肿瘤治疗的失败？白老师没有活到 100 岁就是失败？大家反对这个说法，那么，已经超过平均男性寿命的白老师算不算"治愈"？超过平均寿命一天肯定不算治愈，那多少天算？82 岁到 87 岁，5 年啊，生活质量这么高，非常值得了！高龄患者是否不应该仅仅用总生存时间来评价？毕竟影响其寿命的因素太多太多，高龄就是其一。对高龄患者而言，治愈的定义应该是肿瘤控制并高质量地生活，二者达成某种平衡，而不是简简单单的长命百岁。

靶向药物的问世也促进了医院药房的发展，医院开设了对外的小药房，很规范，但是每个月只有 2 万元的发票额度，这制约了靶向药物的使用。患者必须有发票才能申请赠药。我只好找到我们的陈药师，她通情达理，明白了改善发票管理对患者有帮助，就很快做出了改变。在川南，我们仅仅落后泸州，实现了患者在当地就可以买到靶向药物并且有发票，否则患者需要"千里迢迢"去成都买药，那非常不方便。本来生病后就心情烦躁，还要去成都，那时候没有高铁，高速公路要接近 4 小时，成都具体的药店在哪里也不知道，在宜宾买药会省去不少麻烦。这不是一个直接的医学问题，但是，方便患者是肯定的。现在，每一次看见陈药师，我都从内心真心代表患者谢谢她。

以前的止吐措施不够，患者很抗拒化疗。靶向药物的问世让患者和肿瘤医生都松了一口大气。每次看到患者复查 CT，显示肿瘤缩小了或者变化不大，我都相当欣慰。化疗如果不配合贝伐珠单抗，很难达到与靶向治疗接近的疗效，以前化疗时缺乏止吐相关的支持治疗，患者受不了就想放弃，这是"减法",而靶向药物是患者要坚持服用,是"加法"。是啊,有效,中医叫作"效不更方",继续吃啊,一代耐药还有二代、三代。

随着国家医保药品的谈判,靶向药物迎来大降价,以前1天几百元,现在报销之后1个月才几百元。大部分患者都能吃得上靶向药物,不仅仅是政策好,国家在其中也起了重要作用。

科学的进步让患者从能够吃上靶向药物变成了让靶向药物效果更好。其与化疗、抗血管或放疗等联合显示出更好的效果。四川省人民医院曾铭教授提出先立体定向放疗打掉肿瘤细胞,在"尘埃落定"之后再进行靶向治疗,可以让效果更好。立体定向放疗后服用一代靶向药物的疗效,比单纯使用一代之后加三代但不放疗的患者还好,这项工作叫 SINDAS 研究。SINDAS 研究是四川省人民医院曾铭教授团队将 EGFR-TKI+放疗用于一线的一项Ⅲ期研究,纳入了未经治的 EGFR 突变寡转移(≤5 个转移灶)晚期 NSCLC 患者,使用标准治疗方案 TKI 联合或不联合放疗进行一线治疗。联合放疗组的患者针对每个病灶都进行了立体定向放疗(SBRT)。

临床工作中,医生更应该关注靶向药物疗效不好的患者。一部分"特殊"突变分别叫作"罕见突变"和"复合突变"。存在这类突变的患者较之敏感突变人群的治疗需要更多考量。患者的疗效是医生考虑的重中之重。当患者问及疗效差异时,我习惯通俗地介绍:有突变是非常好的,有突变就相当于进入重点高中,可喜可贺。但是重点高中里面还要细分,你是普通班还是重点班。如果是 21 外显子突变,那你只是普通班,要努力才行,想办法提高自己,除了达可替尼优选之外,埃克替尼加量使用也行,可以参加补习班啊,补习班就是联合治疗,可能联合贝伐珠单抗更好,也可以联合化疗。19 外显子突变相当于进入了重点班,疗效好得多,不需要补习,考大学妥妥的。19 外显子突变多数单用就行了,可以直接用三代药物,也可以先用二代阿法替尼或一代药物。ALK 融合突变疗效更好,患者中位生存时间是 8 年,这也是 ALK 这种"钻石突变"患者的好消息。ALK 突变不能用重点班来形容了,叫"清北班"吧,直接考清华北大的班,最牛的教师教一群最牛的学生。但是,为啥有些患者疗效不如意呢?可能是合并了 TP53 突变或有了 PD-L1 表达。这些是影响因素,相当于高中期间养成了不好的习惯,会影响成绩。重点班、清北班的可能三年下来还不如普通班,所以,高中期间要好好学习,治疗中也一样,应密切观察,及时发现疾病进展早期信号,积极应对。

第十一章 肿瘤靶向治疗

用患者熟悉的事打比喻，才能将相对枯燥的医学知识给患者讲明白。《水浒传》第一回讲"洪太尉误放妖魔"，洪太尉强制打开了一个奇怪坛子的封条，封条就是"抑癌基因"啊，去掉了抑癌基因，肿瘤就出来了，那是中国版的"潘多拉魔盒"，108个混世魔王就飞出来了，到了水泊梁山占山为王。国外的童话也差不多。《一千零一夜》中"渔夫与魔鬼"，渔夫不小心放出来魔鬼，魔鬼被关闭了几千年，心情不好，想吃掉渔夫。渔夫灵机一动说："你是骗子，我不相信这么大的你可以进入如此小的瓶子里面。"得意忘形的魔鬼马上做了示范，缩小身体进入了小瓶子，聪明的渔夫马上关上了瓶子，魔鬼出不来了。这个"关闭瓶子"的渔夫可能是童话故事"靶向治疗"的第一人，但愿我们可以把所有的肿瘤细胞关起来。最近，我见缝插针利用一切机会做科普，其中就有用玩具模拟靶向治疗：拿六块方形有磁性的塑料玩具，中间放一个软球，告诉患者软球就是魔鬼，是肿瘤。当肿瘤完整被封条封闭时，或者抑癌基因健全时，它在那里"岁月静好"，但抽烟、喝酒等不良因素长期作用，平衡被打破，肿瘤就发生了。当然，驱动基因突变不一定是抽烟、喝酒造成的。但驱动基因突变会导致肿瘤的发生，危害人体。我们面对这个方形缺口，用三角形、圆形挡块都关不上，只有方形挡块才能关上魔盒，让肿瘤停止生长。一把钥匙开一把锁，一种靶向药物关闭一个快速生长肿瘤的盒子。怎么找到适合的靶向药物呢？检测基因是王道。

直观的演示让患者和家属更加理解靶向治疗。我还尝试用饮水杯做不同靶向药物半抑制浓度（IC50）的演示。一般的茶杯轻轻地盖上，翻过来水会洒出来，要想不把茶水洒出来，必须用手帮助盖子捂住杯子，这就是IC50高的吉非替尼、埃克替尼等药物，它们是"可逆结合"。而二代靶向药物是"不可逆结合"，相当于保温杯盖子盖得紧紧的，翻来覆去茶水都不会洒出来，药物剂量一点点就够了。IC50低的药物，如埃克替尼，加量一天可以达到750mg，没有什么不良反应，而达可替尼15mg就有效，不良反应还需要管理，让患者坚持3个月左右才会缓解。750mg与15mg相差太多了，并且杯盖的面积越大，有可能就把许多靶点都覆盖了，一起搞定。

开始做科普之后，许多事情都尽可能想一想，怎样表述更有效果。科普就是一种"简单化"的叙事。不通俗易懂，不类比，患者听不懂，医生的沟通就没有效果。

（贾钰铭　张倩　李婷）

第十二章 人文视角下肿瘤的中医药诊疗

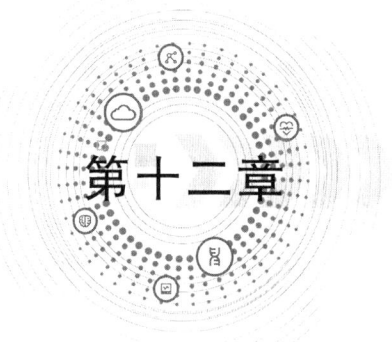

一、传统中医肿瘤人文观

中医肿瘤学是肿瘤学的重要分支。迄今为止记载的最早的"瘤"是在殷墟出土的甲骨文上,该字由"疒"和"留"组成,意喻疾病"留聚不去"。《黄帝内经》中的"肠覃""石瘕""筋瘤",《难经》中的"积聚",《伤寒杂病论》中的"癥瘕""肺痈",都是对"瘤"的不同表述,是古代中医对肿瘤的初步认知,但描述多样,并不统一。

现代医学中我们描述恶性肿瘤的"癌"字,最早出现于宋代东轩居士的《卫济宝书》中,其中《痈疽五发篇》中描述了关于痈疽的五种疾患:"一曰癌、二曰瘭、三曰宜、四曰瘑、五曰痈。"这时的"癌"主要是指化脓性疾病,并不是现代医学所指的癌。最先将"癌"用于泛指恶性肿瘤的是南宋医家杨士瀛,其在《仁斋直指方》中说:"癌者,上高下深,岩穴之状,颗颗累垂,裂如瞽眼,其中带青,由是簇头,各露一舌,毒根深藏,穿孔通里,男则多发于腹,女则多发于乳,或项或肩或臂。"这是古代医者对肿瘤形态、生长特性的直观描述。随着古代哲学思想的发展,历代医家对肿瘤的发生、转归、治疗的相关认识逐渐成熟，同时积累了宝贵的临床经验。

中华五千年的传统文化历史悠久、博大精深，包括天文、地理、历法、诗歌、音乐等各种形式，是各地域、各民族智慧的结晶。中医来源于中华传统文化，并在中华传统文化的基础上发展传承，承载着古人同疾病做斗争的宝贵经验。整体观念和辨证论治是中医区别于西医的两个基本特点，在这两个特点的基础上，中医总结出了几大经典学说：气血精液学说、阴阳学说、五行学说、藏象学说、经络学说等。古代医者运用这些基本理论，进一步衍生出了肿瘤诊治的各大学派。

气血精液学说认为，气是物质的本源，万物皆由气构成，精、血、津液等均是由气化生。金代刘完素在《素问病机气宜保命集》中说："人受天地之气，以化生性命也。是知形者，生之舍也，气者，生之原也，神者，生之制也。形以气充，气耗形病，神依气立，气纳神存。"他指出气的升降出入起到了沟通内外、调节脏腑、畅达气机、推动血运的作用，若气血不畅、气滞血瘀，久聚致瘤。

阴阳学说是春秋战国时期盛行的一种学说。阴阳的概念来源于《易经》，该书认为宇宙的万事万物都是由阴阳二气的相互作用产生的。《黄帝内经》指出："阴阳者，天地之道也，万物之纲纪，变化之父母，生杀之本始，神明之府也，治病必求于本。"阴盛阳衰，阳盛阴衰，阴中有阳，阳中有阴，一消一长，互为更替。阴盛则寒，阳盛则热；阳虚则寒，阴虚则热，阴阳失衡，日久则发为肿瘤。"善诊者，察色按脉，先别阴阳"，因此，调整阴阳，补其不足，泻其有余，恢复阴阳的相对平衡也是肿瘤治疗的基本原则。《素问·至真要大论》中提出，阳盛为实热证，"热者寒之"，宜用寒凉的药物制其阳；阴盛则为实寒证，"寒者热之"，宜用温热的药以制其阴；阴虚不能制阳而阳亢者，属虚热证，需"壮水之主，以制阳光"。

五行学说最早记载于春秋战国时期的《尚书·洪范》，其认为宇宙由木、火、土、金、水五大元素构成，彼此之间相生相克，维持事物之间的动态平衡。人体的脏腑、五官、分泌物、情志等事物皆在五行中有所对应：在五脏中，肝属于木，在腑为胆；心属火，在腑为小肠；脾属于土，在腑为胃；肺属金，在腑为大肠；肾属水，在腑为膀胱。五行生克循环往复，调节脏腑间的平衡，五行失衡，积之成也。清代医家陈士铎在其《石室秘录》中提出："治肺之法，正治甚难，当转治以脾，脾气有养，则土自生金。"这也是依据五行学说演变而来治疗肿瘤疾病的基本治则及方向。

藏象学说最早出现在医学典籍《黄帝内经》中，是基于人体内在脏腑与外在表现，研究各个脏腑的生理功能、病理变化及其相互关系的一门学说，其体现了古代中医对人体解剖的初步认识，包含了"天人合一"的整体观念，容纳了气血、阴阳、五行等古代哲学思想。藏象学说可以分为五行藏象体系和阴阳藏象体系两类，五脏、六腑、奇恒之腑是肿瘤发生的主要部位，若气血津液不畅、经络不通，气血瘀滞，便形成肿瘤。

古代哲学思想是中医形成并发展的根本，中医肿瘤学是历代医家结合当时的文化思想，在临床实践中对肿瘤的病因病机辨证施治而逐渐积累总结而来的，为现代中医肿瘤学的发展打下了坚实的基础。

二、古代中医肿瘤的诊治

整体观念和辨证论治是古代中医治疗的核心，历代医家将肿瘤的病因分为内因和外因，在强调外因作用的同时，更要注重内因的作用。他们认为肿瘤是外感六淫、内伤七情、饮食不节、脏腑功能失调等多种因素导致阴阳失衡、经络不通，引起局部气滞血瘀、痰凝湿聚、毒邪结合而成。医者通过望、闻、问、切等方法，结合临床症状、体征，分析疾病的病因、病机及病性，辨证与辨病相结合，从而准确制定疾病治疗方法。

肿瘤的中医治则包括治病求本、治未病、标本缓急、扶正祛邪、调整阴阳、三因制宜等方面，其中治病求本是主导思想。

1）治病求本源于《素问·阴阳应象大论》，也就是寻找肿瘤的病因，应该抓住疾病的本质，解决疾病的主要矛盾。

2）治未病包括未病先防、既病防变两方面的内容。肿瘤的预防就是防止六淫的侵犯，通过调节饮食、锻炼身体、增强正气防止发病。而既病防变强调在疾病初期，病灶较小、病情较轻、正气未衰时早诊早治，防止疾病发展转变。

3）标本缓急包括急则治标、缓则治本、标本兼治三部分，强调根据病症轻重缓急，及时调整诊治策略，这也是辨证施治思想的重要体现。

4）扶助正气、祛除邪气，正邪相搏，改变双方力量对比，这是肿瘤治疗的重要原则。合理辨别疾病虚实、正确使用攻补之法，是临床治疗肿瘤的关键问题。

5）调整阴阳，是针对机体阴阳的变化，采取损其有余、补其不足的原则，使阴阳恢复到相对的平衡状态。肿瘤发病时，需统筹分析，根据临床症状、体征，及时调整用药。

6）三因制宜指因时、因地、因人制宜。因时制宜指根据季节气候的不同考虑处方用药。如《素问·六元正纪大论》所说："用寒远寒，用凉远凉，用温远温，用热远热，食宜同法。"即用寒凉方药及食物时，当避其气候之寒凉；用温热方药及食物时，当避其气候之温热。因地制宜是指根据不同地区的地理环境特点、气候来考虑用药。我国地域辽阔，地貌环境各有差异，各地居民生活习惯不同，患者的生理活动及肿瘤的病理变化有一定的区别。《素问·五常政大论》曰："西北之气，散而寒之东南之气，收而温之。所谓同病异治也。"因人制宜则是需要根据患者年龄、性别、体质的不同特点来选择合适的治法和方药。

三、现代中医肿瘤的诊治

19世纪末以来，随着西学东渐，很多学者将西医与传统中医互相融合，形成了中西医结合治疗肿瘤的新理论体系，这是中医现代化的理论成果。它以经典中医学为基础，解决了经典中医学提出而未能完全解决的理论问题，补充了经典中医学没有认识到的新的理论内容，建立起了不同于经典中医学的概念、观点和理论体系。

（一）治则

现代中医对恶性肿瘤的治疗同古代中医一样遵循着"早诊早治，既病防变""辨证论治，三因制宜""以人为本，身心兼顾"等原则，同时进一步提出"中西结合，综合治疗"；采用外治、内治等多种方法，以扶正祛邪为根本理论基础。

(二) 中西结合，综合治疗

随着现代医学的发展，人们逐渐认识到肿瘤是一种慢性病，"带瘤生存"的理念开始被人们所接受。西医重视治疗肿瘤本身，在肿瘤病因、病理、药理和治疗技术等方面已进入分子、基因水平，优势在于能够精确地进行病理定性、影像学定位，而中医的优势在于疾病的整体观，强调的是患者的主观感受，缩瘤效果弱于西医治疗。中西医结合可体现在肿瘤治疗的各个时期，包括围手术期、放化疗期、免疫及靶向治疗期等，或以扶正为主，或以祛邪为主，或扶正祛邪兼顾，或二者交替进行，从而起到减毒、增效、维稳之功。

中西医结合针对肿瘤将两种文化、两种理论体系有机结合，充分吸收两种医学所长，相互融合，相互促进，相互补充。因此，在新形势下，要求临床医生与国际接轨，规范中西医结合治疗肿瘤的各个方面，要求在药物、治法、基础、临床研究等方面建立规范化的治疗标准，体现正确性、可靠性、可重复性、可操作性，从而建立一套系统、成熟的肿瘤治疗体系。

四、中医肿瘤治法

(一) 外治法

中医外治法是将药物直接作用于肿瘤局部患处，从而达到治疗肿瘤的目的。清代吴机师集前人之大成，总结了几十种疾病外治法，所著《理瀹骈文》提出："外治之理，即内治之理；外治之药，即内治之药。所异者法耳。"包括敷、熨、熏、擦、坐、刮痧、火罐、推拿、按摩等十余种治法，集内科疾病外治法之大成。随着现代医学设备的发展，传统中医外治法与现代技术相结合，联合超声、红外线等手段，可以使治疗更加简便、有效、经济。

（二）内治法

中医内治法就是通过口服药物治疗肿瘤的方法。将多种药物配合使用，制成汤剂、膏剂、丹剂、丸剂、散剂等多种剂型，治法包括扶正培本、清热解毒、活血化瘀、软坚散结、以毒攻毒等。其中扶正培本法是扶助正气、培植本源的治疗法则。《黄帝内经》中有"正气存内，邪不可干""邪之所凑，其气必虚"。绝大多数肿瘤患者属本虚标实，故应当扶正培本、抗癌祛邪。

本虚标实是恶性肿瘤的主要病机，全身为虚，局部为实，热毒内蕴阻塞脏腑经络，结聚成瘤。患者常有发热、疼痛、口渴、便秘等，以清热解毒为治法，可减轻肿瘤周围炎性反应从而减轻症状，控制肿瘤生长。

五、中医医患关系

中医药文化的核心价值是以人为本、医乃仁术、天人合一、调和致中、大医精诚等，可以用仁、和、精、诚四个字来概括。其中"仁""和"二字更是体现了传统中医药文化几千年传承而来的精髓。

"仁"，体现了中医仁者爱人、生命至上的伦理思想，以救死扶伤、悬壶济世为宗旨，表现为尊重生命、敬畏生命、爱护生命。仁也是儒家思想的核心理论。"仁"的最初含义是指人与人的一种亲善关系，随着时代的演变，仁的含义越来越广泛，在医患关系中表现为医者尊重生命、热爱生命，视患者为亲人，给予其无微不至的关怀。唐代孙思邈在《备急千金要方·序》中说："以为人命至重，有贵千金，一方济之，德逾于此。"他认为人的生命比千金还要贵重，能够挽救患者的生命，就是医者的最高品德。而医者的先决条件便是高尚的品德，充满仁爱之心。其所著《大医精诚》中指出："凡大医治病，必当安神定志，无欲无求，先发大慈恻隐之心，誓愿普救含灵之苦。若有疾厄来求救者，不得问其贵贱贫富，长幼妍蚩，怨亲善友，华夷愚智，普同一等，皆如至亲之想；亦不得瞻前顾后，自虑吉凶，护惜身命。"充分体现了古代医者对患者的仁善、平等和尊重，以及对自身的严格要求。

"和"体现了中医崇尚和谐的价值取向，表现为天人合一的整体观、阴阳平和的健康观、调和致中的治疗观，以及医患信和、同道谦和的道德观。古代医者和患者之间互相信任并有各自的行为准则。《史记·扁鹊仓公列传》说："人之所病，病疾多；而医之所病，病道少。故病有六不治：骄恣不论于理，一不治也；轻身重财，二不治也；衣食不能适，三不治也；阴阳并，脏气不定，四不治也；形羸不能服药，五不治也；信巫不信医，六不治。"说明疾病本具有复杂性，治疗的方法有限，容易造成医患关系在一定程度上的对立，这也是早期医患矛盾的真实写照。但古人社会活动范围相对较小，医者相对较少，患者对医者有极高的依赖和信任，彼此可互相协调配合。因此古代医患关系总体而言是和谐的。

六、中医肿瘤康复医学

中医肿瘤康复医学是以中医理论为基础，通过各种治疗手段，针对肿瘤的特点进行辨证康复的综合性学科。它以整体观念为基本思想，以阴阳五行为理论依据，以脏腑经络为理论核心，以辨证康复为学术特色，以提高患者生活质量为目的。中医肿瘤康复治疗的临床应用范围广泛，包括中药、针灸推拿、调摄情志、饮食调养、运动疗法、音乐疗法等各种手段，以提高患者生活质量。其强调整体康复，围绕阴阳进行辨证康复是传统康复理论的核心，同时使"扶助正气"贯穿肿瘤康复治疗的全过程。

（徐聂　谢康　陈昱极）

第十三章 肿瘤介入治疗

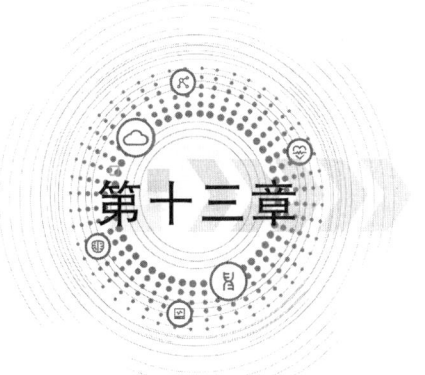

肿瘤介入治疗（interventional therapy）是近年来发展非常迅速的研究方向，其主要以影像技术引导为基础，通过人体的自然腔道或经过皮肤等到达肿瘤组织，将化学物质或物理能量等直接作用于肿瘤组织并杀伤肿瘤细胞。在20世纪70年代，介入治疗在我国逐步得到推广。随着越来越多的介入医生的参与，肿瘤介入这个分支已经在肿瘤治疗领域发挥越来越重要的作用。现在，除了手术、放疗、化疗，包括肿瘤介入治疗在内的新技术的进步和突破使得肿瘤的治疗手段更加丰富。

介入技术最重要的特点就是对患者的创伤较小、并发症少、定位精确及治疗相对安全。由于很多肿瘤患者的身体状况较差，对传统的放化疗不易耐受，介入治疗作为此类患者治疗方案中的重要组成部分，能够为患者提供更安全有效的治疗手段。

在实际工作中，患者对介入医生的评价呈现"无所不能"和"啥也不是"两个极端。究其原因，介入医生确实为肿瘤临床解决了很多问题，也存在对肿瘤认识不足、知识欠缺的现象。因此，肿瘤治疗强调要有局部与整体观，即肿瘤不是一种介入治疗就可以搞定的疾病。肿瘤是一种有局部反应的全身性疾病，所以，肿瘤的治疗需要基于患者实际和疾病本身，需要结合局部和全身，需要循证，需要有经济效益比较、有大局观和长期应战的准备。

最早的介入技术是随着介入放射学的发展而开展起来的，1953年，瑞典学者塞丁格（Seldinger）发明的经皮血管穿刺置管术奠定了现代肿瘤介入（主要是血管介入）治疗的基础。基于这项技术，后续逐渐出现了肝癌动脉灌注治疗等一系列的介入治疗手段。目前，包括血管、非血管介入在内的多种介入技术的广泛使用使得肿瘤介入治疗步入了高速发展的阶段。多种介入技术与传统的放化疗技术的融合也是目前肿瘤学专业学者所关注的重点。下面将对目前常用的介入技术做进一步介绍。

一、肿瘤的非血管介入技术

肿瘤的非血管介入技术主要指不通过或不主要通过血管而进行的操作，是指医生在影像设备的引导下，通过人体的自然腔道或经皮直接穿刺到达需要处理的部位而进行相应操作的技术。从传统意义上来讲，胸腔积液、腹腔积液的穿刺引流术也应归为非血管介入技术，但考虑到此技术较为普及，属于临床常规操作，故不在此进行详细介绍。以下仅针对肿瘤相关的非血管介入技术中较常见的技术进行介绍。

（一）经皮穿刺活检、引流及囊肿硬化术

在肿瘤非血管介入技术中，经皮穿刺活检术是非常常见的技术。其主要目的为通过皮肤穿刺至体内的病变部位，而后进行相应的操作，取得病变部位的病理组织标本，以便明确诊断。

1. 经皮穿刺活检术

临床应用：部分周围型肺癌、肝癌、乳腺癌及体表的包块可以考虑选择经皮穿刺活检的方式进行诊断。经皮穿刺活检主要的操作技术为同轴活检技术，需要用到带套管的活检针，此活检针较细（直径约1mm），在局部麻醉下，从体表进针到达病变部位后，取出针芯，从而形成外界与肿瘤组织之间的联系通道，随后插入活检枪进行取材。如果操作顺利，全过程耗时较短，在局部麻醉下就可以完成，可以减少患者开胸、开腹手术的痛苦，以及避免内镜检查所需要的较高费用。

并发症：所有操作无法完全避免风险的出现，但整体而言，经皮穿刺活检的并发症出现概率并不高，在有经验的医生的详细评估、认真操作下可以最大限度地降低风险。其风险主要为相应操作部位的损伤。例如，肺占位性病变的穿刺活检，可能导致气体或液体（主要是血液）漏至胸膜腔内，导致气胸或血胸。此外，肺占位性病变穿刺的严重并发症还包括大量的气胸、血胸导致的呼吸衰竭，空气漏入大血管造成空气栓塞等，但一般较少见。大咯血是肺占位性病变穿刺危及生命的严重并发症之一，可能对患者造成致命的影响，但其发生率较低。

2. 经皮穿刺引流术

部分肿瘤性病变的表现为"一包水"，既有实性成分也有大量的囊液。这种病变可能导致体内出现很大的占位改变，所产生的压迫症状可能使患者非常不适。经皮穿刺引流术可以通过较细的针道对体内的囊液进行引流，从而以极小的创口解决患者肿瘤压迫的问题。

临床应用：主要对囊实性的肿瘤性病变进行囊液的引流。

并发症：囊液并不都是纯的液体，也有胶冻状的。某些囊液可能通过较细的针道抽液困难。此外，某些囊液内容物性质较复杂，如果不慎在引流的过程中漏入体内，可能导致种植转移或炎症等情况。

3. 经皮穿刺囊肿硬化术

经皮穿刺囊肿硬化术临床应用较多，其受众并不都是肿瘤患者。其主要通过经皮穿刺到达囊肿以后，先将囊液引流至体外，再将硬化剂注射入囊肿内，破坏囊壁表面的细胞，从而终止囊液的再次产生。

临床应用：多种囊性疾病，包括卵巢巧克力囊肿在内的多种囊性病变都可考虑使用。临床较常见的肝、肾囊肿等也可考虑此治疗方式，以减少手术的开展，但复杂囊肿等不适合微创治疗的情况则需外科处理。

（二）经皮化学、物理消融术

经皮化学、物理消融术都是基于经皮穿刺活检技术而诞生的。前面提到的经皮穿刺活检的主要目的是通过活检明确诊断，而化学、物理消融术则主要是通过穿刺所产生的通道对肿瘤性病变进行操作治疗。根据使用的方式不同，可以简单分为经皮化学消融术及经皮物理消融术。经皮物理消融术根据不同的治疗原理分为热消融术及冷消融术，热消融术又分为射频、微波、超声消融术等。此外，还有激光、纳米刀等技术，因为临床应用尚不多，在此不做详细介绍。

1. 经皮化学消融术

经皮化学消融术开展得较早，主要基于同轴穿刺术的应用，在穿刺到位以后，拔除针芯，使用针管直接向肿瘤内注射药物。常用的药物有高浓度的乙醇及其他化疗药物如顺铂等。高浓度的乙醇能够渗透入肿瘤组织并引起细胞迅速脱水，最终使肿瘤组织坏死，是较早开展的肿瘤局部治疗技术。由于目前经皮物理消融术发展迅速，所以临床经皮化学消融术的应用较前有所减少。

2. 经皮物理消融术

经皮物理消融术不是通过药物的化学作用对肿瘤进行杀伤，而是通过加温或冷冻等物理因素杀伤肿瘤细胞。根据其不同作用原理，可简单分为以下几种。

1）射频消融术。射频消融术是将射频针穿刺至肿瘤病变部位后，通过射频针发出 460kHz 的频率波，通过此频率波激发肿瘤组织内的离子振荡，离子之间相互撞击产生热量，局部温度达到 80~100℃，通过加热的作用引起肿瘤组织坏死。射频消融术需要依靠射频针及外接的电极片起作用，其加热速度较微波消融术慢，治疗时间稍长但相对安全。射频针有不同造型，比较常见的是伞形，通过伞形的针尖包裹肿瘤病灶，最终形成椭圆形的凝固性坏死带，从而杀死肿瘤组织。

2）微波消融术。微波消融也属于热消融技术，近年来发展很快。微波消融术是将微波针穿刺进入肿瘤组织内，通过针尖前端的特定部位进行加热，这个过程与家用微波炉的原理近似。加热产生的热场也是椭圆形的，如果操作得当，热场覆盖肿瘤全部范围，则有可能达到完全消融，即肿瘤完全坏死的效果。由于作用原理不同，微波消融较射频消融起效快，但由于微波针较穿刺活检针粗，所以对于某些特殊部位的病灶不如射频消融安全。

微波消融也是局部治疗手段，目前在业内多用于单个病灶不大于3cm的情况。超过3cm的病灶热场分布不易完全覆盖肿瘤，其并发症发生率也可能较高，所以一般不建议单针单次或单针多次治疗。这种情况下可考虑采用多针同时穿刺、同时消融的方式。但由于微波针在某些地区未纳入医保报销范畴，所以使用上受到一定的限制。

3）超声消融术。这里所说的超声消融其实是指一种采用超声波进行消融的特殊的非侵入性的操作技术，并不是通过超声引导进行的消融治疗。上述的射频消融和微波消融术都可以通过 CT 引导或超声引导的方式进行，具体取决于病变部位、性质等因素。这里提到的超声消融有另一个名字，叫"海扶刀"，音译的 HIFU，即超声聚焦刀。其通过高强度的超声波穿透体表组织，聚焦到肿瘤病变部位，使肿瘤局部产生瞬间的高温，并通过热效应等造成肿瘤组织凝固性坏死，最终达到肿瘤无创治疗的目的。在众多消融治疗中，这是为数不多的非侵入性操作技术。目前，此技术多用于妇科，在子宫肌瘤等疾病中应用较多。

4）冷冻消融术。前面所说的都是热消融术，都是通过加温杀死肿瘤细胞，而冷冻消融术则是让肿瘤细胞"冻死"。其也需要穿刺技术的支持，通过穿刺针进入肿瘤组织内，连接液氮或氩气，通过瞬时低温作用使肿瘤快速形成不可逆的凝固性坏死区域，最终杀灭肿瘤细胞。冷冻消融术与前面述及的热消融术相比有其优势，但也有不足。比如冷冻消融术对于胸膜、神经等的影响较小，比较适合贴近胸膜区域的病灶。但冷冻消融术穿刺针道出血的问题较热消融术多，这主要是因为热消融术对于针道可以进行加温止血。

3. 经皮碘^{125}离子植入术

放射性粒子指某些具有放射性的微粒，其通过同轴穿刺针的针套进入肿瘤组织内可进行瘤体的内放疗。医生在 CT、B 超等的引导下，通过穿刺针穿刺达到病变部位，取出针芯，通过同轴套管建立体外与肿瘤组织之间的通道进行粒子的安置，安置过程中逐步退针，像缝纫机般形成一连串的粒子串。放射性粒子有独特的放射性，可以在一定范围内放出射线，通过射线的内照射作用，最终杀灭肿瘤组织。鉴于放射性粒子放出射线的损伤半径不大（如果较大，则不能成为内照射的放射源），所以一次操作可能需要放置多枚粒子。对于经济条件不好的患者而言，需要根据患者病情、可替代方案及操作者的熟练程度等从多方面的因素进行综合考虑。

（三）胃肠镜、膀胱镜及气道支架植入术等

严格来说，胃肠镜、膀胱镜及气道支架植入等操作技术也属于介入技术范畴。但目前此类技术多由相应的专科医生进行操作，比如胃肠镜多由消化科医生进行操作，膀胱镜多由泌尿外科医生进行操作。所以在此不做详述。

（四）介入镇痛技术

随着介入技术的发展，其在镇痛治疗中的应用也日益得到广大医生的重视。现针对常见的介入镇痛技术做一简单介绍。

1）神经丛阻滞术。腹腔神经丛的位置在腹部最大的血管附近，肝癌、胰腺癌等病灶导致的压迫可能刺激腹腔神经丛，导致无法缓解的疼痛和不适等。通过类似"化学消融"的技术，将无水乙醇等药物通过穿刺后的针道注射入相应的腹腔神经丛走行区域，从而起到神经阻滞的作用，并最终对上腹部顽固性的疼痛起到镇痛作用。

2）镇痛泵安置术。目前的镇痛药物多为口服，如盐酸吗啡缓释片、盐酸羟考酮缓释片等。部分药物则可以通过静脉输注等非口服的方式进行给药，包括舒芬太尼、氢吗啡酮等。非口服途径较口服途径给药起效相对较快。通过皮下、静脉及鞘内的方式给药也可适应不同的患者需求。其主要通过药囊连接输液泵，输液泵通过电池给予动力，间断或持续将药囊中的药液泵入体内，从而起到镇痛的作用。其用法简单，忽然出现疼痛（爆发痛）的患者可以按压输液泵上的按钮，自己控制镇痛（自控式镇痛）。这一方式方便了患者及家属的同时也方便了医护人员，是目前较为常用新颖的镇痛治疗方式。

二、肿瘤的血管介入技术

肿瘤的血管介入技术主要指通过血管进行的相应操作，其中又细分为动脉介入技术与静脉介入技术。心脏介入技术、外周血管介入技术及神经介入技术在国内也非常普及。在这里仅对肿瘤相应的血管介入技术做详细介绍。

（一）动脉介入技术

经导管进行的动脉介入技术是肿瘤介入治疗中最常用的方式。其中，根据使用的药物、栓塞材料等的不同可细分为经动脉介入灌注化疗及经动脉介入灌注化疗栓塞，下面进行一一介绍。

1. 经动脉介入灌注化疗

传统的经动脉介入灌注化疗是在 Seldinger 技术的基础上，通过经皮穿刺安置血管鞘，沿着血管的走行将导管沿动脉选择性插入肿瘤供血的血管中，而后直接向肿瘤病灶内进行药物灌注的一种方式。因为抗肿瘤药物中有相当一部分药物的疗效是与药物浓度有关的，在经动脉直接灌注的过程中，局部化疗药物的浓度较传统静脉化疗时高得多，其局部治疗效果也会有相应的提高。前面化疗部分介绍的雷替曲塞、奥沙利铂及氟尿嘧啶等药物都常作为经动脉介入灌注化疗的药物。

经动脉介入灌注化疗也可以根据相应的操作技巧不同而细分为术中灌注技术（TAI）及术中安置导管，术后于病房进行的继续动脉持续灌注化疗术（HAIC）。其中大肝癌（直径>5cm 的肝细胞癌）患者进行 HAIC 治疗后的疗效较好。而且对于某些医疗单位而言，HAIC 的应用门槛相对较低，比较适合基层医疗单位实施。

2. 经动脉介入灌注化疗栓塞

经动脉介入灌注化疗栓塞严格来说是介入灌注化疗术后进行的血管栓塞技

术，根据栓塞材料的不同可以分为传统的介入灌注化疗栓塞术（C-TACE）及载药微球介入灌注化疗栓塞术（D-TACE）。目前国内已有钇^{90}微球应用于肝癌的治疗。但此项技术严格意义上讲属于肿瘤内放疗范畴。目前在国内应用较少，故在此不做详细介绍。

1）C-TACE。C-TACE 主要是在经动脉介入灌注化疗的基础上，使用碘化油等药物进行肿瘤供血动脉的栓塞治疗。C-TACE 在使用碘化油进行栓塞后还需要使用封堵材料进行终末栓塞，这些材料价格不一，有便宜的明胶海绵条（需要术者自行制作，增加操作时间且无法保证尺寸，目前临床使用已较少）、明胶海绵颗粒（并不是永久性栓塞材料）、PVA（不规则栓塞材料，临床使用较多）及空白微球（粒径尺寸并不一致，根据术者的经验及造影情况酌情选择）等。其适应证主要为各种富血供的实体瘤病变，如肝癌、肾癌、消化道恶性肿瘤肝转移及妇科恶性肿瘤等。

2）D-TACE。载药微球是近年来较为常用的栓塞材料，与上述 C-TACE 使用空白微球作为终末栓塞材料不同，D-TACE 在术中以承载了化疗药物的载药微球替代空白微球进行肿瘤的栓塞治疗，较 C-TACE 可明显降低治疗不良反应，提高局部控制率。载药微球有不同规格，球体内有特殊结构，可以将某些化疗药物吸入微球体内，注入肿瘤血管内后，除了封堵血管外，还可以起到缓慢释放化疗药物的作用，进一步提高局部肿瘤的控制率。目前，已有二代的载药微球（均一粒径微球）问世，在粒径等参数上做了更新，更有利于患者治疗。但其缺点是价格偏高，而且并非所有患者均适合此项治疗，某些患者仍需碘化油或 HAIC 等技术的配合，故需要由有经验的专科医生进行评估。

（二）静脉介入技术

静脉介入技术严格来说可分为深静脉置管术、静脉栓子植入或血栓取出术及静脉支架植入术等。

1）深静脉置管术。深静脉置管术在临床上较为常用，特别是抢救患者需要开通静脉通道时。常用的深静脉置管方式包括股静脉置管、锁骨下静脉置管、颈内静脉置管、贵要静脉置管及输液港安置术。其中，股静脉、锁骨下静脉及颈内静脉穿刺置管临床上较为常用，有条件的科室可以在超声引导下进行操作，可以有效减少操作时间及风险。经外周静脉穿刺深静脉置管（PICC）属于操作难度稍高的静脉置管操作，需要有资质的专科医护人员配合完成。输液港安置术需要在人体上开个小口，将输液港港座植入体内，其价格偏高，但安置好了以后体表没有导管，洗澡等均不受影响，患者体验较好。

2）其他。肿瘤患者在长期卧床休息时，可能会有静脉血栓形成，为了减少肺栓塞风险，此类患者可考虑安置下腔静脉滤网，此操作以股静脉作为入路，安置滤网后根据安置的滤网类型是短期使用还是永久性来确定其取出时间。下肢深静脉血栓患者常用此方式来降低并发严重肺梗死的风险。

此外，对于某些情况特殊的患者，如上腔静脉综合征导致上腔静脉回流受阻的患者，可以考虑安置上腔静脉支架。此支架通过股静脉入路完成，安置支架缓解血流受阻后可以给患者争取宝贵的后续治疗时间。

三、医学人文关怀下的肿瘤介入治疗发展方向

肿瘤介入治疗多以微创操作的方式进行，在新的材料大量问世、操作者手法日益熟练及广大介入工作者的共同努力下，肿瘤介入治疗将有更广阔的前景。在肿瘤治疗中，介入治疗与传统的治疗方式相结合的综合治疗模式具有广泛的发展方向。介入治疗作为肿瘤综合治疗的一部分，可以与放化疗、靶向治疗及免疫治疗等取长补短，优势互补，为肿瘤患者提供更好的综合治疗方案。

笔者最近接诊了一名30多岁的年轻宫颈癌患者，患者确诊宫颈癌术后辅助放疗后残端复发。1年前在外院行粒子植入术，肿瘤不但没有得到很好的控制，还出现了严重的放射性损伤，包括阴道膀胱瘘、直肠膀胱瘘和出血。这属于对放疗认识不足引起的新问题。所以，针对晚期病例，有必要加强病史资料收集、病例复习、综合评价、文献查阅、多学科交流协作，争取制定最优治疗策略。基于医学人文下的关怀、照护，笔者想，医生首先应该具有一定的人文素养，然后自然地体现在临床实践工作中，如悉心了解患者的病史、诊治经历；有耐心、有学习能力，及时查阅新知识；更要虚心多向科内和其他专业老师请教；应求真并有同情心，为患者的治疗效果和生活质量下大力气，发挥自己的聪明才智。

如今，随着新设备、新材料等投入临床应用，以及技术进步，以前不能做或风险很大的操作现在已变成了常规操作。更多的患者在介入治疗中获益，不光疾病得到了治疗，在住院感受等多方面均有改善，可以避免或减少更多的患者受到医源性创伤与损害。在未来的工作中，介入治疗也会在设备与材料进步的同时为解决患者的病痛做出更多的贡献。

（张杰　杨倩）

第十四章 肿瘤患者的营养支持治疗

一、营养起源：从"神农尝百草"到"分子营养"

（一）营养根源

营养在人体的正常生命活动中起着持续的供给、支持作用，人类通过摄入并利用营养物质的过程与自然界中的其他生命建立联系。唐代医药学家孙思邈的《备急千金要方》中记载："夫为医者……凡欲治疗，先以食疗，既食疗不愈，后乃用药尔。"表明了在早期中国的医疗发展中就已经开始重视营养治疗。不仅如此，早在元代就已经有了中国史上首部营养学书籍——《饮膳正要》，其中提到"虽饮食百味，要其精粹，审其有补益助养之宜，新陈之异，温凉寒热之性，五味偏走之病，若滋味偏嗜，新陈不择，制造失度，俱皆致病"。在没有科学实验的时代，人民通过从传统的饮食文化中总结经验，结合中医的理论，融入地方文化特色，形成了传统的营养学，奠定了现代营养学的基础，并且在科学的进步和发展中逐步地演变、完善。

现代营养学起源于18世纪中叶，随着科技进步，人们掌握的自然工具逐渐精密。德国科学家Fischer完成了简单碳水化合物结构的测定，迈出了人类在分子水平研究营养的步伐。19世纪到20世纪初是提取和发现各种营养素及发现营养作用的巅峰时代。波兰科学家Funk在进行疾病研究的过程中偶然发现并提出维生素的概念。一石激起千层浪。美国科学家继而发现维生素A的缺乏会导致夜盲症；紧接着证实碘与甲状腺功能的关系，验证了营养素与疾病之间存在的必然联系，奠定了之后的营养学研究方向，加速了现代营养学的发展。对营养素的研究深入迅速地促进了美国营养学会成立，这是营养学学科建设的里程碑，至此现代营养学进入了飞速发展的时代。

中国的营养学发展在彼时相对迟缓，在20世纪初期，营养学的研究方向主要为简单的饮食成分及膳食调查，缺少营养学方面的专家。1945年，中国营养学会（Chinese Nutrition Society）于重庆成立，同时创办《中国营养学杂志》。为了进一步进行针对性的营养学研究，1959年，我国历史上第一次开展了全国性营养调查。在各方努力和政府支持下，营养事业发展迎来机遇。首先，我国对常见的微量元素缺乏疾病如碘缺乏病、佝偻病等进行了防治研究，成果斐然，获得国内外相关专家认可和关注。随着营养学的发展，国务院办公厅发布了《中国营养改善行动计划》《中国食物与营养发展纲要（2001—2010年）》等，为促进国民健康提供了坚实的保障，明确了营养学发展的重要地位，并推动了中国现代营养学发展。

(二) 肿瘤营养学的诞生

1924年，德国科学家奥托·瓦博格（Otto Warburg）发现肿瘤细胞的有氧糖酵解现象（即"瓦博格效应"），为肿瘤代谢研究奠定理论基础；在此基础上，经过数十年研究积累，1999年，世界首部肿瘤营养学专著 *Nutritional Oncology*（《肿瘤营养学》）出版，标志着肿瘤营养学进入系统化发展阶段。不断的研究证明，肿瘤营养研究在肿瘤防治中有不可或缺的地位，肿瘤营养受到的关注也越来越多。2012年，我国首个国家级肿瘤营养专业委员会——中国抗癌协会肿瘤营养与支持治疗专业委员会成立，同时发行《肿瘤营养学》。多位肿瘤营养专家牵头开展全国肿瘤营养与支持学术交流，创办肿瘤营养杂志《肿瘤代谢与营养电子杂志》，不断推动我国肿瘤营养事业发展与进步。2018

年，肿瘤营养、肿瘤代谢及肿瘤支持治疗专业委员会成立。在三个专委会的带动下，全国肿瘤营养专家共同努力，完善并且规范了肿瘤营养疗法、肿瘤代谢调节治疗、整体营养疗法；将营养状况纳入肿瘤患者的基本生命体征；建立了诊断、治疗、治疗效果评价、护理及随访五位一体的肿瘤患者营养不良的诊疗体系。

肿瘤营养学在普通营养学的基础上增加了肿瘤细胞代谢的研究，因为肿瘤给人体带来的代谢负担造成了晚期及终末期肿瘤患者明显的代谢异常，所以相应的营养治疗有别于其他抗肿瘤治疗，并不是直接对抗肿瘤细胞。在营养治疗的发展中，更加需要多学科专家共同协作、研究，不断探索，从人类疾病的角度，囊括经济、心理、社会等多影响因素，形成涵盖医学人文精神的肿瘤营养学科。

二、肿瘤患者的营养支持治疗：肿瘤治疗的"架海金梁"

（一）肿瘤患者营养支持治疗现状

根据最新调查统计，恶性肿瘤的年发病率及年死亡率仍在持续上升，恶性肿瘤俨然是当今威胁人类生命及健康的头号杀手。由于致病原因的多样性及环境等难以改变的因素导致恶性肿瘤难以完全预防，治疗过程中产生的不良反应极大地降低了患者的生活质量。除开患者因素，高昂的治疗费用、长治疗周期及难以预料的肿瘤治疗效果等对患者的家庭、人际关系和心理都会造成恶劣影响。INSCOC 研究发现，通过评估住院肿瘤患者的情况，发现营养不良的发生率高达 80%，同时只有不到 50% 的肿瘤患者得到了营养治疗。营养治疗的效果往往不直观，所以较难得到患者家属及患者本人的理解与支持。该研究主要针对的是三级甲等医院的住院肿瘤患者，而在社区或者家庭中的肿瘤晚期或终末期患者更易发生营养不良。所以，我国肿瘤患者的实际营养不良发生率可能更高、营养治疗率可能更低，这也提示，我国肿瘤患者营养状况令人担忧，需要高度重视并且积极应对。

共生：与肿瘤相伴

肿瘤的本质是一种慢性、持续、不可逆的炎症反应，是代谢相关性疾病，患者更易出现营养不良等问题。目前常见的肿瘤治疗方式以手术、放疗、化疗等为主，在消灭肿瘤细胞的同时，不可避免地会对人体正常细胞造成影响，增加营养不良的发生风险，且单纯或盲目的营养补充不能够解决患者营养不良问题。随着抗肿瘤技术的发展和新药研发速度加快，肿瘤患者的生存时间延长，在带瘤生存的情况下，肿瘤患者的营养支持治疗成为热点话题。营养不良对肿瘤患者造成的影响较多，包括缩短生存时间、降低生活质量、影响患者心理。近年来，在全国肿瘤营养专家和中国抗癌协会肿瘤营养专业委员会共同努力下，纠正了临床医生及肿瘤患者对营养支持治疗的陈旧观念，建立了规范的、统一的肿瘤营养支持治疗体系。现代营养治疗通过评估量表对肿瘤患者进行评价，制订方案，进行干预，拟改善肿瘤相关疾病及其他并发症，从而达到改善肿瘤患者预后的目的。营养支持治疗不只是提供患者生存需要的能量，而是对患者营养状况、代谢、免疫的全方面调节，更加强调早期评估发现风险，强调全程营养医生和肿瘤医生及营养护士的多学科协作。针对肿瘤患者的营养支持治疗成效好、优势多，目前已成为肿瘤防治的基础治疗。越来越多的实践证明，营养支持治疗具备以下优势：①在肿瘤治疗全程中都能够在对抗肿瘤上发挥疗效，尤其是辅助手术、放疗、化疗，缩短治疗疗程，减少并发症。②相对于没有接受肿瘤营养支持治疗的患者，营养支持治疗在一定比例下减少了肿瘤患者的经济负担。据调查，接受营养支持治疗的肿瘤患者经济负担下降10%以上。③通过营养支持治疗，能够改善肿瘤患者的一般情况，提升患者生活质量，延长生存时间。

患者和家属最常见的诉求是杀死肿瘤细胞，延长生存时间。而其对于营养支持治疗的认知往往存在偏见和误解。在与患者和家属沟通时发现，许多人理解的营养支持治疗要么就是吃好点、多吃肉，要么就是认为只是一种辅助治疗。患者和家属经常问："饮食上有什么忌口的？""这是不是发物？""吃好了会不会引起肿瘤生长？"对于营养支持治疗的接受度并不高。讨论其根本原因，还是我国肿瘤患者的营养支持治疗的发展未能辐射到全国，而营养支持治疗与其他抗肿瘤治疗相比，存在的最大差异就是营养支持治疗并不能直接杀死肿瘤细胞。但无论哪种治疗，其根本目的都是促进肿瘤患者的健康。在提升患者生活质量、缩短住院时间上，营养支持治疗效果显著。所以在推动肿瘤患者的营养支持治疗的道路上，我们的肿瘤医生应该迅速地接纳，统一、规范地了解肿瘤患者的营养支持治疗，增进与患者及其家属的沟通交流，把营养支持治疗的益处摆在患者面前，结合患者实际情况，给出合理有效的营养支持治疗方案。

（二）肿瘤患者营养支持治疗途径

1）肠内营养（enteral nutrition，EN）。口服营养补充（ONS）是肿瘤患者应用最广泛的营养补充手段，ONS能够满足营养不良和营养风险肿瘤患者的营养需求。因为其与患者原本的进食方式与习惯类似，具有更好的依从性，能有效地提升患者的生活质量。调查显示，ONS可以缩短住院日，减少治疗花费，是食管通畅、胃肠道功能正常的患者补充营养的首选。

ONS常用的是肠内营养制剂、鱼油、多种微量元素等药理制剂。但是当患者出现口腔黏膜炎、吞咽功能障碍、食管癌术后等情况时，ONS不能代替管饲和肠外营养。

鼻胃管和鼻肠管在肿瘤患者中的应用没有明显的差异。存在胃潴留或胃动力障碍的患者更推荐鼻肠管。管饲治疗在胃肠功能正常、吞咽功能障碍的患者中应用广泛，具有无创、经济、有效的优势，缺点是易导致出血、黏膜损伤。

胃造口、肠造口常用于存在不可逆的吞咽功能障碍患者、有正常吞咽功能但摄取量不足的患者，以及胃扭转患者，但应建立在正常胃肠功能的基础上。配合特医产品进行营养干预能够有效提高晚期肿瘤患者的营养状况及免疫力。

2）肠外营养（parenteral nutrition，PN）。肠外营养应用广泛且时间较长，越来越多的研究证明当肠内营养不能够满足患者营养需求时，肠外营养可以作为有效的营养支持。不推荐常规放疗、化疗患者使用肠外营养，长时间使用肠外营养的患者推荐同时使用谷氨酰胺保护胃黏膜。

（三）肿瘤患者营养支持治疗的应用

1）化疗患者的营养支持。化疗可直接影响患者的代谢情况，并且大多数化疗药物都有胃肠道不良反应，容易增加患者发生营养不良的风险。临床上应针对已经发生营养不良或者有营养不良风险的患者进行营养干预。

化疗患者优先选择口服营养补充，选择优质食物并少食多餐。如果不能进行口服则根据患者吞咽功能和胃肠道功能进行选择。患者无脂肪代谢障碍时糖脂比可达到 1∶1。

2）放疗患者的营养支持。放疗患者放疗部位的黏膜易损伤，口腔黏膜受损时易发生吞咽功能障碍，消化道受损时会出现消化吸收障碍，造成患者营养摄入与吸收不足，增加营养不良风险。

头颈部肿瘤放疗患者可在放疗期间加强营养宣教和经口服补充营养，能够减少营养不良、口腔黏膜炎等并发症。有必要时可以通过鼻胃管、鼻肠管来进行口服营养补充，但不作为常规营养治疗选择。

3）围术期患者的营养支持。疾病、手术创伤、术后消化系统损伤让围术期患者更易发生营养不良。目前，营养治疗是围术期患者的常规治疗之一，围术期营养支持治疗分为手术前、手术前后、手术后 3 类。胃肠道功能正常或基本正常的患者首选肠内营养。需长时间肠内营养且腹部术后患者可采用空肠营养管。当肠内营养无法满足患者营养需求时，应联用肠外营养。

4）长期带瘤生存患者的家庭营养支持。随着肿瘤日间门诊的开展，以及国内外诊疗的变化，患者平均住院日呈缩短趋势，肿瘤患者接受住院治疗的时间缩短。但目前国内外肿瘤患者人数依旧呈增加趋势，肿瘤患者在家庭中的时间更长。根据调查统计，营养不良是出院肿瘤患者放化疗、康复期间最常见并发症之一。离开了医院之后，患者的营养支持治疗就显得尤为重要。家庭营养支持就是在患者的病情平稳之后，在医务工作者的指导下，由患者和家属配合，在家中进行营养治疗的方法。

家庭营养支持治疗同样也需要从营养评估开始，这一部分可以在住院期间完成，在出院前由营养医生或营养护士对患者营养状态进行评估，并制订营养干预方案。在制订方案上要融入人文精神，不仅是给出标准的饮食指导，更多地需要医务工作者了解患者过往的饮食习惯、患者所处地的饮食文化特色，以及患者的家庭经济情况，包括患者居家时主要负责患者饮食的人。结合患者自身情况，制订个性化方案，让患者及家属不但能够充分理解营养干预的重要性，还能增加方案的可行度，提高患者的依从性。

患者居家期间更多依赖的是家属的照顾，但医务工作者的介入仍然不能够停止，可以采取电话随访、微信随访、患教短视频，以及开设线上、线下营养咨询等方式改善肿瘤患者的营养状况，改善肿瘤患者的结局。

三、医学人文角度看肿瘤营养支持治疗

有时治愈，经常关怀，总是安慰。

我国人口基数大，社会人口老龄化趋势逐渐明显，在现代肿瘤学带瘤生存的理念下，肿瘤也逐渐被定义成一种可以控制的慢性病。长期生存的肿瘤患者越来越多，对营养治疗的需求必将成倍增长。

肿瘤患者跟医院打交道的时间远多于大部分其他疾病患者，所以医生和患者之间的关系更加紧密。作为医生，需要更多地从人文的角度去对待甚至陪伴患者。作为医生，我们看的不仅仅是疾病，还需要通过患者对自身疾病及生活的叙述来了解患者对疾病的认识、对生存的认知、对社会的看法和生活感悟。只有全面地关注了解患者，才能够给出最符合患者预期的方案或办法。医生容易在工作中只关注与患者疾病相关的痛苦和治疗效果，而忽略与患者的沟通了解，患者往往还有精神需求、心理追求和社会关系考量。医学是人的科学，离开人，医学就失去了本源，离开了人文关怀，医学就失去了灵魂。医生不仅是人体的工程师，更是心灵的按摩师、生灵的守护师。现代医学不仅需要精湛的医术，更需要艺术的服务。

肿瘤营养支持治疗发展飞速，在近几年取得许多成绩，但仍有许多待研究的方向。现代医学遵循循证，重视试验研究，重证据，以循证研究结果来引导研究发展，不断地更新、纠正临床营养支持治疗的理念，逐渐细化出不同肿瘤分期、不同治疗方案的营养支持治疗。虽然这可以保证研究结果的科学性和准确性，但也注定了研究的局限性，即只能从单一或几个成分开展研究。现代营养学也被称为"解剖式营养学"，即过于强调某一种食物成分或某一种营养素。但人的生命活动是一体的、综合的、复杂的，在未来的研究中解决这些局限性问题或许将是肿瘤营养支持治疗发展的突破点。中国传统中医理念对营养和人类健康之间的联系有更好的阐释，恰好能弥补现代营养学的不足。将中西医有机结合，发展成一门新的学科也将是未来的可发展方向。

特医产品的研发也是治病救命的关键。肿瘤患者营养缺口特殊，日常的饮食是营养支持治疗的最佳选择，但是针对肿瘤患者而言，在疾病本身及治疗的

并发症影响下,很难通过日常饮食来满足营养需求。针对肿瘤患者特殊情况和需求开发的特医产品可以成为日常饮食的替代。口服营养补充剂是公认的简捷有效、经济的营养支持治疗方法。较之日常饮食,特医产品更具有优势,其可以根据患者需求选择不同配比的产品。有研究证明,特医产品能够有效地改善肿瘤患者的营养状况。虽然针对肿瘤患者开发的特医产品逐渐增多,但仍不能满足所有的肿瘤患者的营养需求,相信随着肿瘤营养支持治疗逐渐受到重视,肿瘤营养代谢调节治疗研究的不断发展,其终将成为肿瘤治疗的"利器"。

肿瘤营养支持治疗对肿瘤患者的治疗效果、生活质量提升是明确的,目前仍存在普及不够和重视不足的问题。从临床医生的治疗建议到患者家属的接受,需要更多的途径、方式来进行推广和普及肿瘤营养支持治疗。随着科学研究的发展,肿瘤营养支持治疗的规范化、统一化,以及特需营养制剂的研发和优化,在未来的肿瘤治疗中,期待将营养支持治疗作为一线治疗的日子尽早到来。

(何朗 代雪君 许警云)

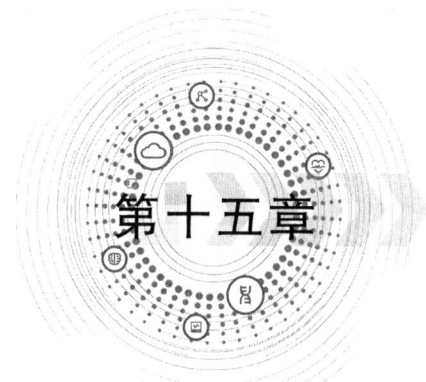

第十五章 肿瘤免疫治疗

伴随着封闭负向调控机体免疫功能的 CTLA-4 抗体、PD-1/PD-L1 抗体和嵌合抗原受体 T 细胞（CAR-T）治疗在临床肿瘤治疗中取得显著疗效，免疫治疗（immunotherapy）显示出巨大的发展潜力。由此，免疫治疗与传统放疗、化疗、手术治疗的联合应用逐渐成为临床研究的热点。

一、肿瘤免疫治疗发展史

肿瘤免疫治疗是利用人体的免疫机制，通过主动或被动的方法来增强患者的免疫功能，以达到杀伤肿瘤细胞目的的治疗方式，为肿瘤生物治疗的方法之一。

19 世纪末，美国医生威廉·科利（William Coley）应用化脓性链球菌及黏质沙雷菌滤液（Coley 液）治疗了一些肿瘤患者（后被称为 Coley 疗法），取得了一定疗效。标志着肿瘤免疫治疗的开始。

20 世纪 60 年代，伯内特（F. M. Burnet）等提出"肿瘤免疫监视学说"。该学说阐明了肿瘤免疫治疗的合理性，并成为现代肿瘤免疫治疗的理论基础。

共生：与肿瘤相伴

20世纪70年代，制备单克隆抗体的杂交瘤技术的创立为治疗性抗体药物的发展奠定了基础。20世纪80年代，Rosenberg等用淋巴因子激活的杀伤细胞（lymphokine-activated killer，LAK）/IL-2治疗晚期肿瘤获得成功，开创了细胞因子和细胞过继免疫治疗的先河。1984年，Odham提出了生物反应调节理论，并将生物治疗列为肿瘤治疗的第四种模式，肿瘤免疫治疗逐渐被人们认可。

20世纪90年代，抗原提呈和免疫识别理论的建立，T细胞活化双信号模式的明确和树突状细胞（dendritic cell，DC）生物学研究的进展，标志着肿瘤免疫学进入了一个全新阶段。

21世纪初，Schreiber和Dunn提出了"肿瘤免疫编辑学说"，指出在免疫系统和肿瘤的相互作用中免疫系统发挥了双重作用，既具有抵抗肿瘤的功能，又对肿瘤细胞具有免疫选择压力，使肿瘤细胞发生免疫重塑，导致肿瘤的发生。该学说比较系统地解释了肿瘤和免疫系统之间的关系，补充了"免疫监视学说"。随着免疫学理论的丰富及对众多肿瘤抗原的认识，肿瘤免疫治疗取得了显著的进步。

近年来，肿瘤免疫治疗领域又有了新的进展。2010年，美国FDA批准自体DC疫苗Provenge（Sipuleucel-T）用于内分泌治疗失败的无症状转移性前列腺癌，这是美国FDA批准的第一个肿瘤治疗性疫苗。2011年，美国FDA批准CTLA-4单克隆抗体Ipilimumab用于恶性黑色素瘤的治疗；与此同时，*Nature*杂志指出："肿瘤免疫治疗的时代已经来临"。2013年，*Science*杂志将肿瘤免疫治疗列为年度十大科学突破之首。2014年，美国FDA相继批准PD-1单克隆抗体Pembrolizumab和Nivolumab用于治疗恶性黑色素瘤。2016年，美国FDA又批准PD-L1单克隆抗体Atezolizumab用于膀胱癌和非小细胞肺癌的治疗。目前，Pembrolizumab的适应证已被扩展到非小细胞肺癌和头颈鳞状细胞癌，而Nivolumab的适应证范围相对更广一些，还包括肾细胞癌、经典型霍奇金淋巴瘤和膀胱上皮癌。肿瘤免疫治疗领域中的新进展不断涌现，发展十分迅速，其在肿瘤治疗中的地位日显重要。

二、肿瘤免疫治疗的分类及原理

肿瘤免疫治疗通过增强抗肿瘤免疫应答和打破肿瘤的免疫耐受发挥抗肿瘤作用。肿瘤免疫治疗可以广义地分为非特异性和肿瘤抗原特异性两大类。非特异性的方法包括非特异性免疫刺激和免疫检查点阻断，而肿瘤抗原特异性的方法主要是各种肿瘤疫苗和过继性免疫细胞治疗。肿瘤免疫治疗的分类与原理见表15-1。

表15-1 肿瘤免疫治疗的分类与原理

种类	原理	特点	代表药物
非特异性免疫刺激	刺激T细胞或抗原提呈细胞，加强抗原提呈过程	治疗时间长，毒性和治疗肿瘤范围有限；常作为佐剂和其他疗法（如肿瘤疫苗、过继性T细胞疗法）联合使用	IL-2，G-CSF
免疫检查点阻断	解除肿瘤导致的免疫抑制，提高对肿瘤的杀伤作用	低毒，长效，但仅能解除已经位于肿瘤边缘的T细胞的束缚或加强提呈；与传统肿瘤靶向治疗和其他免疫疗法有非常好的联合用药前景	Yervoy（CTLA-4抑制剂），Opdivo（PD-1抑制剂）
肿瘤疫苗	带有肿瘤特异性抗原或肿瘤相关抗原，激发特异性免疫功能来攻击肿瘤细胞	与免疫调节抗体有非常好的联合用药前景	Sipuleucel-T
过继性免疫细胞治疗	通过向肿瘤患者输注在体外培养扩增或激活后具有抗肿瘤活性的免疫细胞直接杀伤肿瘤细胞或激发机体免疫反应	能够特异性杀伤各类肿瘤细胞	TIL，CAR-T，TCR-T

（一）非特异性免疫刺激

非特异性免疫刺激包括淋巴因子激活的杀伤细胞（LAK）疗法和细胞因

子介导的杀伤细胞（CIK）疗法。

LAK 疗法是利用白细胞介素 2（IL-2）刺激外周血淋巴细胞免疫活性细胞，这些细胞是由很多种淋巴细胞组成的混合体，包括 NK 细胞和 T 淋巴细胞，在体外对肿瘤具有人类白细胞抗原（HLA）非依赖型的杀伤作用，LAK 细胞杀伤靶细胞的机制与 NK 细胞类似，可以通过细胞与细胞接触识别靶细胞表面结构，也可以通过分泌细胞因子参与杀伤肿瘤细胞。它对肾细胞癌、恶性黑色素瘤、鼻咽癌、非霍奇金淋巴瘤疗效较好，对控制微小残留灶及恶性胸、腹腔积液效果比较显著。

CIK 细胞由于来源于患者或健康人的外周血，培养扩增相对容易，目前已经进行了大量临床试验，将其用于治疗多种肿瘤，如肾癌、霍奇金淋巴瘤和非霍奇金淋巴瘤、白血病及肝癌等。与 LAK 细胞相比，CIK 细胞增殖速度更快，杀瘤活性更高，杀瘤谱更广，且对多重耐药肿瘤细胞同样敏感，对正常骨髓造血前体细胞毒性小，具备抵抗肿瘤细胞引发的效应细胞 Fas-FasL 凋亡等特性，广泛用于肿瘤的辅助治疗。

（二）免疫检查点阻断

免疫抑制细胞因子和生物活性分子均可抑制 T 细胞功能。T 细胞、肿瘤细胞与肿瘤微环境中的其他细胞之间的相互作用可激活免疫检查点，肿瘤利用免疫检查点通路进行免疫逃逸。

T 细胞的激活需要两个信号：MHC-多肽信号和共刺激分子信号。共刺激分子的信号主要有正向共刺激因子 CD27、CD28 和 CD137 通路，避免 T 细胞被过度刺激的负相共刺激因子细胞毒 T 细胞相关抗原 4（CTLA-4）通路，程序性死亡分子 1（PD-1）/程序性死亡分子 1 配体（PD-L1）通路介导。肿瘤通过抑制这类通路以对抗免疫系统，因此采用正向共刺激因子激动剂或负向共刺激因子拮抗剂可以提高对肿瘤的免疫杀伤作用。一段时间以来，CTLA-4 被用于靶向免疫治疗。

CTLA-4 单抗 Ipilimumab 是最先被美国 FDA 批准上市的免疫检查点抑制剂。该抗体由 Medarex 公司发现，授权百时美施贵宝（BMS）开发，在恶性黑色素瘤患者中取得显著生存获益，于 2011 年在美国被批准上市。另一个 CTLA-4 单抗 Tremelimumab 也由 Medarex 公司发现，经辉瑞开发，现又转让给阿斯利康继续开发。PD-1/PD-L1 单抗比 CTLA-4 单抗有更强的抗肿瘤作用。百时美施贵宝与默沙东的两款 PD-1 抗体（Nivolumab 和 Pembrolizumab）在 2014 年年底相继获批上市。2016 年，罗氏的 Atezolizumab 作为第一个 PD-L1 单抗获批上市。2017 年，辉瑞和默克生产的 Avelumab 和阿斯利康生产的 Durvalumab 相继获批上市。2018 年，百时美施贵宝与默沙东的两款 PD-1 抗体（Nivolumab 和 Pembrolizumab）在中国获批上市，君实生物的特瑞普利单抗和信达生物的信迪利单抗两款国产 PD-1 单抗也陆续获批上市。

（三）肿瘤疫苗

肿瘤疫苗来源于自体或异体肿瘤细胞或其粗提取物，带有肿瘤特异性抗原（TSA）或肿瘤相关抗原（TAA）。其通过激发特异性免疫功能来攻击肿瘤细胞，克服肿瘤产物所引起的免疫抑制状态，增强 TAA 的免疫原性，提高自身免疫力来消灭肿瘤。根据肿瘤疫苗的来源，又可将其分为肿瘤细胞疫苗、基因疫苗、多肽疫苗、树突状细胞疫苗等。

（四）过继性免疫细胞治疗

过继性免疫细胞治疗包括肿瘤浸润性淋巴细胞（TIL）治疗、T 细胞受体嵌合型 T 细胞（TCR-T）疗法、嵌合抗原受体 T 细胞（CAR-T）疗法。

非特异性免疫刺激和免疫检查点阻断都是通过增强已有的免疫系统来发挥抗肿瘤作用，不能促使免疫细胞攻击肿瘤；肿瘤疫苗通过激发特异性免疫功能来攻击肿瘤细胞，但是治疗效果并不是特别好；过继性免疫效应细胞治疗是指从肿瘤患者分离免疫活性细胞，在体外进行扩增和功能鉴定，然后向患者转输，增强体内杀伤肿瘤的免疫细胞数量，从而直接杀伤肿瘤或激发机体的免疫应答杀伤肿瘤细胞。治疗的特异性和靶向性是目前肿瘤治疗研究的重点和未来的发展方向，因此，TCR-T 和 CAR-T 因能够表达特异性受体靶向识别特异性的肿瘤细胞，受到广泛的关注和研究，从最开始的基础免疫研究逐渐转变为临床应用。

三、免疫治疗在肿瘤综合治疗中的作用

肿瘤免疫治疗有别于手术、化疗和放疗等传统治疗,强调充分调动内因实现治疗,即通过提高患者自身免疫系统杀伤肿瘤的能力,阻止和抑制恶性肿瘤的生长。虽然免疫治疗的特异性强,但是抗肿瘤能力有限,且其治疗效果受肿瘤负荷、肿瘤微环境及机体的免疫状态等多因素影响。目前,越来越多的证据表明免疫治疗与传统治疗间具有相互增效的潜能。研究发现,不仅放疗和化疗能通过诱导免疫原性细胞死亡、消除免疫抑制细胞、活化免疫效应细胞和提高肿瘤免疫原性等途径,强化抗肿瘤免疫应答,而且免疫应答还参与了放疗和化疗的抗肿瘤作用。故免疫治疗在肿瘤综合治疗中的作用日益突显。

(一)免疫治疗与化疗协同作用

1. 化疗对肿瘤免疫应答的影响

近年来的研究发现,许多化疗药物除具有直接的细胞毒作用外,尚有调节免疫应答的作用,也称"免疫原性的肿瘤化疗"。化疗可通过以下 5 种机制促进肿瘤免疫应答。

1)减少免疫抑制细胞 Treg 细胞和 MDSC 在抗肿瘤免疫中的抑制作用。某些化疗药物具有减少此类免疫抑制细胞的作用。如小剂量环磷酰胺(CTX)能够选择性去除 Treg 细胞,增强效应 T 细胞、NK 细胞及抗原提呈细胞(APC)的功能。目前研究显示,CTX 联合氟达拉滨通过清除抑制性淋巴细胞,促进 TIL 长期存活,提高了抗肿瘤活性。吉西他滨可选择性抑制 MDSC,恢复 T 细胞抗肿瘤的免疫效应,逆转 MDSC 对 DC 的抑制作用。

2)活化免疫细胞。有些化疗药物具有活化免疫细胞的作用。例如,吉西他滨能非特异性活化巨噬细胞。

3)增加肿瘤免疫原性,诱导免疫原性肿瘤细胞死亡。

(1)部分化疗药物通过增加肿瘤细胞释放损伤相关分子模式(DAMPs)

信号分子，诱导免疫原性肿瘤细胞死亡，从而增加肿瘤细胞的免疫原性。如自噬性细胞死亡和坏死，促进抗肿瘤的免疫反应。

（2）上调肿瘤细胞表面主要组织相容性复合体（MHC）分子、共刺激分子、死亡受体等表达，下调肿瘤细胞表面负性共刺激分子表达，诱导肿瘤细胞表达死亡受体等，进一步增强免疫系统对肿瘤细胞的识别和杀伤。研究发现，顺铂和氟尿嘧啶（5-FU）等化疗药物引起 DNA 损伤时，肿瘤细胞表达主要组织相容性复合体 I 类链相关基因 A（MHC class I chain-related gene A，MICA）和视黄酸早期转录因子 1（retinoic acid early transcript 1，RAE1），有利于 NK 细胞识别和杀伤。

4）增加肿瘤细胞对细胞毒性 T 细胞（CTL）的敏感性。例如，达卡巴嗪和氟嘧啶可通过调节穿孔素/颗粒酶和 Fas/FasL 通路增加黑色素瘤细胞对 CTL 的敏感性。

5）化疗可通过多种信号通路促进 PD-1/PD-L1 表达。化疗药物基于 IFN-γ 依赖通路和非 IFN-γ 依赖通路，通过激活不同信号通路（如 RAS/RAF、PI3K/AKT、JAK/STAT3）上调 PD-L1 表达，并释放一些免疫抑制性细胞因子，从而减弱抗肿瘤免疫反应。另外，有多项研究观察到，当化疗耐药时肿瘤细胞 PD-L1 表达增加，PD-1/PD-L1 抑制剂亦有克服化疗耐药的潜在可能性。因此，若化疗联合 PD-1/PD-L1 抑制剂，可增强抗肿瘤疗效。

2. 免疫治疗对化疗的影响

研究显示，疫苗治疗能增加化疗的敏感性。一项针对复发恶性胶质瘤患者的临床研究提示，疫苗序贯化疗患者的疾病进展时间（time to progression，TTP）较单纯化疗者延长。原因在于疫苗能够诱导患者产生酪氨酸酶相关蛋白 2（TRP-2）特异性 T 细胞，去除过表达 TRP-2 的肿瘤细胞。而残存的肿瘤细胞低表达 TRP-2，对替莫唑胺等化疗药更敏感。

综上，免疫治疗联合化疗具有一定的协同作用，但受免疫治疗和化疗的种类、剂量及治疗顺序等多因素影响。

（二）免疫治疗与放疗联合增效

免疫治疗联合放疗有很大的潜力。目前发现，放疗除通过射线直接杀伤肿瘤细胞外，还可通过以下机制促进机体抗肿瘤免疫应答，从而扩大免疫治疗的效应。

1）放疗作为一种"应激"，常引起肿瘤细胞上调热休克蛋白（heat shok protein，HSP）、MHC-Ⅰ类分子、Fas 等的表达，增强肿瘤的免疫原性，有利于 CTL 识别和杀伤肿瘤细胞。

2）放疗可以诱导肿瘤免疫原性细胞死亡，产生钙网蛋白（calreticulin，CRT）、高迁移率族蛋白 1（high mobility group box 1，HMCB1）、腺苷三磷酸（adenosine-5′-triphosphate，ATP）等，促进 APC 的抗原识别、加工和提呈，进而激发淋巴细胞产生抗肿瘤效应，产生特异性免疫。

3）放疗能破坏肿瘤基质，引起细胞间黏附分子-1（intercellular adhesion molecule-1，ICAM-1）等表达增加，与 T 细胞表达的淋巴细胞功能相关抗原-1（lymphocyte function associated antigen-1）结合，促进 T 细胞的活化和增殖，肿瘤细胞释放的游离 ICAM-1 可促进 T 细胞进入癌巢。

4）放疗对 Treg 细胞的免疫调节作用。促进 $CD4^+$ T 细胞向 Treg 细胞的分化，通过 IL-10R 介导的 STAT3 信号通路增强 Treg 细胞功能，诱导产生 miR-10a，促进 FOXP3 表达，促进 Naïve $CD4^+$ T 细胞分化为 Treg 增加 TME 中 TGF-β 的水平，促进 Treg 细胞的生成、扩增、分化和发育。IR 不仅增加 Treg 细胞的数量，而且增强了 Treg 细胞的抗辐射能力。

5）放疗对中性粒细胞的免疫调节作用。诱导 TANs 表现出 IFN-β 的抗肿瘤特性（N1），通过 TGF-β 使中性粒细胞极化为促肿瘤表型（N2）并抑制 N1 表型。

6）放射治疗对巨噬细胞的免疫调节作用。招募巨噬细胞，促进巨噬细胞浸润肿瘤微环境；通过 p50 - p50 N-FκB 同源二聚体及 ROS 促进巨噬细胞极化为 M2 型。

7）放疗对 MDSC 的免疫调节作用。招募髓源性抑制性细胞（MDSC），放疗介导 DNA 损伤激活 MDSC 的 cGAS-STING 和 JAK/STAT 信号通路，cGAS/STING 信号对 MDSC 的作用复杂，存在争议。

8）放疗对 DC 的免疫调节作用。肿瘤细胞 ICD，释放 TAA、DAMPs 等激活 DC，促进抗原提呈。放疗增加趋化因子 CCL19 和 CCL21 的表达，介导 DC 的迁移，上调 MHC-Ⅰ类蛋白表达。

9）放疗对效应免疫细胞的调节作用。具有双面性 B 细胞对 IR 最敏感，不同 T 细胞亚群对射线敏感性不同。放射敏感性：肿瘤浸润 T 细胞＞原始和循环的 T 细胞；$CD8^+$ T 细胞＞$CD4^+$ T 细胞。IR 促进 T 细胞活化及浸润 NK 细胞；通过 TGF-β 信号抑制 NK 细胞功能；上调 NKG2D 及 NKG2DLs 表达，增强 NK 功能。放疗可使肿瘤细胞表面 NK 细胞活化性受体（NK group 2 member D，NKG2D）的配体（NKG2D ligand，NKG2DL）表达上调，NK 细胞 NKT 样细胞、活化和记忆性 T 细胞可以通过 NKG2D 识别肿瘤细胞上的 NKG2DL 产生杀伤效应。

10）免疫治疗增敏放疗的远隔效应。宏观水平远隔效应：除了受照射的肿瘤病灶以外，非受照射的病灶也产生了缩小现象，是少见的分子水平远隔效应。分子水平远隔效应：非照射部位 DNA 损伤，是通过细胞因子和趋化因子导致的。基因水平远隔效应：*TNF/TGF-β1* 基因表达水平升高，*Ccl2*、*Mdm2* 及 *p53* 基因表达水平降低。低剂量照射较高剂量更佳（abscopal effect）

（三）免疫治疗与外科治疗等其他治疗协同作用

外科治疗作为肿瘤的有效治疗手段，不仅能够提供免疫治疗所需要的材料，如 TAA 和 TIL，还能够迅速降低肿瘤负荷，减少免疫抑制，有利于免疫治疗作用的发挥。一项临床研究发现，转移性肾癌在肾切除后进行 IFN 治疗与单纯 IFN 治疗相比，中位生存时间（median survival，MS）延长。肿瘤疫苗 Oncophage 能使中危肾癌患者术后复发风险降低。然而值得注意的是，外科治疗本身有导致免疫抑制的风险，甚至促进肿瘤发展。如电视胸腔镜手术（video-assisted thoracic surgery，VATS）与传统的开胸手术相比，提高了早期非小细胞肺癌患者的生存率，其部分原因在于 VATS 创伤更小，能够减轻传统手术引起的免疫抑制。就肿瘤免疫治疗而言，效应 T 细胞能否到达肿瘤部位也是影响疗效的关键，而介入治疗等局部治疗可以使生物反应调节剂更准确地到达肿瘤部位，发挥抗肿瘤效应。

四、免疫治疗：医术与人文相融合

《希波克拉底誓言》中记录着这样一段话："医学既是科学，又是艺术、温暖、同情和理解，可能比手术刀或药物更为有效。"我们可以看到，高尚的医德与人文关怀是全世界医务工作者共同的核心品德。作为医务工作者，我们既要掌握克服疾病的技术，也要坚持关心、尊重、理解患者，最终实现医学仁心之大义。医生有温度，医学才温暖。

在绝大部分人的认知里，如果恶性肿瘤不能行手术切除，就意味着失去了治疗机会。随着对病情了解的深入，患者和家属面对疾病的心理会出现改变——对"肿瘤"的恐惧、对"不能手术"的恐惧。在这个过程中，医生的人文关怀、理性分析、积极鼓励尤为重要。

从手术到放疗、化疗、靶向治疗，再到免疫治疗，作为肿瘤科医生的我们总是希望手里可用的"工具""武器"多一些，即便无法让所有患者达到治愈，也能使更多患者长期带瘤生存，让肿瘤变成慢性病。随着免疫治疗时代的到来，肿瘤科医生离"梦想"越来越近。赶上这一时代，是患者的幸运，也是医生的幸运。

随着免疫治疗地位的提升，很多免疫治疗药物所带来的不良反应也日趋明显。免疫治疗恢复免疫系统杀伤肿瘤细胞功能的同时也会促使免疫系统攻击人体正常的组织、器官、系统。免疫治疗的不良反应能发生在身体各个部位，包括免疫相关性肺炎、结肠炎、肝炎、胰腺炎、垂体炎、皮疹、甲状腺功能异常等，还包括危险性极高的致死性心肌炎、急性间质性肺炎及急性呼吸窘迫综合征等。良好的用药管理是确保患者安全、确保免疫治疗充分发挥疗效的关键。用药前完善的基线检查及用药期间严密的复查监测，对于早期发现免疫相关不良事件（irAEs）尤为重要，从而可以帮助医生及时抓住早期干预的关键时机，在irAEs程度尚轻时即果断进行有效处理。同时，用药前对患者和家属给予充分的irAEs预期交代和教育，让他们对可能出现的情况有全面了解，有意识地关注用药期间出现的不适症状并及时告知医护人员，对irAEs的早发现、早干预非常有帮助，也有助于患者和家属保持对医生的信任和对治疗的依从性，遇到 irAEs 不至惊慌失措。

免疫治疗方案的制订，不仅需要结合循证医学证据、考虑疗效和安全性，还要兼顾患者的耐受性、经济条件和主观意愿。与患者或家属进行沟通时，我们应充分尊重患者家属意愿，选择不同的方式向患者告知病情，帮助他们循序渐进地接受现实、接受治疗，同时始终保持与患者家属充分、全面的沟通，共同选择诊疗方案。因为每位患者的性格、家庭背景、受教育背景、疾病背景等都不一样，在整个过程中，要把握复杂的心理、进行恰到好处的沟通，我们需要有温柔的眼睛、善良的心，需要懂交流的艺术，需要丰富的经验，做到多学科多专业融合，为肿瘤治疗和肿瘤相关并发症、患者基础疾病等进行"全方位"综合管理，尽可能提升患者生存预后和生活质量。

要实现免疫治疗的"全方位"综合管理，要着眼于以患者为中心，在治疗肿瘤的同时，将人文关怀贯穿全部治疗周期乃至整体生存期，通过患者、家庭与跨领域医生的共同努力，改善患者预后，使患者以良好的状态回归家庭和社会。

五、小结

肿瘤抗原的存在和机体具有抗肿瘤的免疫应答是免疫治疗的两个前提。肿瘤免疫治疗的原理在于强化抗肿瘤的免疫应答和打破肿瘤的免疫抑制。肿瘤免疫治疗主要分为主动性免疫治疗、被动性免疫治疗和非特异性免疫调节剂治疗。肿瘤免疫治疗与传统治疗方式恰当地结合，可以发挥协同作用。免疫治疗受肿瘤负荷、肿瘤微环境及机体的免疫状态等多种因素影响，在免疫治疗过程中，既要重视对患者的治疗，也要重视对患者的人文关怀，医术与人文融合，才能更好地为患者带来生命的希望。

（鲁丁瑜　曹菲　王田蕾）

第十六章 癌性疼痛和人文

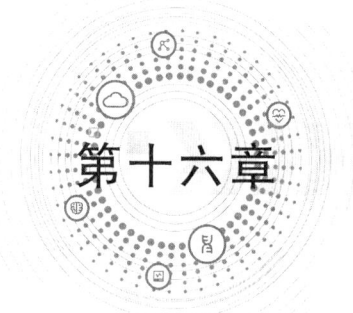

一、癌性疼痛概述

1979年,国际疼痛学会(International Association for the Study of Pain,IASP)明确定义疼痛是一种令人不快的感觉和情绪上的感受,伴随现存的或潜在的组织损伤。疼痛经常是主观的。2016年,IASP提出疼痛是一种与组织损伤或潜在组织损伤相关的感觉、情感、认知和社会维度的痛苦体验。其一,该定义把对疼痛的认知从令人不快的感觉和情绪感受上升到痛苦体验,程度更重。其二,该定义加入了认知和社会维度,既考量患者对疾病和疼痛的认识、想法和思考,又呈现人的社会属性,涉及个人、家庭与社会,即人是一个有思想的、有想法的丰富又立体的人,体现了医学人文的进步。

癌性疼痛(cancer pain)是指由肿瘤本身或肿瘤治疗所引起的疼痛。癌性疼痛是肿瘤患者常见和难以忍受的症状之一,在69%左右癌症患者中普遍存在,严重影响患者的生活质量。

二、癌性疼痛分类

1）按时间分类：以癌性疼痛出现与时间的关系可分为急性疼痛和慢性疼痛。急性疼痛有明确的开始时间，持续时间较短；而慢性疼痛指疼痛持续时间超过3个月或者6个月。

2）按解剖学分类：可分为躯体痛、内脏痛。

3）按病理学特征分类：可分为伤害感受性疼痛、神经病理性疼痛及混合性疼痛。

4）按导致疼痛的原因和与肿瘤的关系分类：①肿瘤本身引起的疼痛，如肿瘤压迫、侵犯血管、神经等导致的疼痛；②与肿瘤相关的疼痛，如病理性骨折，空腔器官的梗阻、穿孔等导致的疼痛；③与肿瘤治疗有关的疼痛，如放疗引起的黏膜炎、穿刺导致的疼痛等。

三、癌性疼痛的病因及发病机制

癌性疼痛的病因及发病机制复杂多样，涉及部位广泛，表现形式也多样，但大致有以下几种类型：

1）肿瘤及相关组织分泌物刺激。肿瘤坏死因子α（tumor necrosis factor-α，TNF-α）由肿瘤细胞或受肿瘤刺激的周围组织产生，与肿瘤的生长、转移密切相关。研究发现，TNF-α拮抗剂对于降低热源性痛觉和机械性疼痛敏感性有一定作用。在口腔鳞癌患者中，可通过激活Na^+电压离子通道和改变瞬时受体电位的敏感性来改变神经元的兴奋性，从而导致口腔鳞癌疼痛的发生。白细胞介素-6（interleukin-6，IL-6）同样具有致癌性疼痛的作用。研究发现，IL-6在骨癌模型中可通过p38-MAPK和JNK途径诱导神经病理性疼痛。

2）肿瘤细胞增殖和转移诱发。骨转移时疼痛的原因可能与转移的肿瘤细胞直接或间接刺激骨神经有关，肿瘤细胞进一步增殖，对成骨细胞及破骨细胞均有一定影响。一方面，当破骨细胞对骨的破坏范围较大时，可能导致病理性骨折，并伴有神经系统结构受压和损伤；另一方面，破骨细胞激活过程中可产生大量 H^+ 和 ATP，从而激活位于骨供应神经元上的相应受体，导致疼痛。

3）治疗诱发。病因调查发现，20%左右的癌性疼痛由手术、化疗、放疗等治疗引起。手术引起的长期慢性切口疼痛；放疗引起的肌肉萎缩、纤维化和挛缩导致的慢性疼痛；铂类及紫杉醇类等药物化疗诱发的周围神经病变引起的疼痛，其主要致病机制包括神经元受损及离子通道活性改变，导致疼痛发生。

四、癌性疼痛的综合评估

全面准确的癌性疼痛综合评估是制订合理的癌性疼痛治疗方案的基础，也决定了治疗效果和患者的满意度。癌性疼痛的临床评估是满意控制癌性疼痛的关键一步，包含4个基本原则，即全面、常规、动态及量化。常用的癌性疼痛综合评估方法如下。

1）口头叙述法：将疼痛分为无痛、轻、中、重及极度疼痛，如主诉疼痛分级（verbal rating scale，VRS）。

2）数字评估法（number rating scales，NRS）：0代表无痛，1~3为轻度疼痛，4~6为中度疼痛，7~9为重度疼痛，10为患者能想象的最剧烈疼痛。该法目前临床最为常用。《NCCN临床实践指南：成人癌痛（2023.V2）》将数字评估法新分为1~3为轻度疼痛，4~7为中重度疼痛，8~10为严重疼痛/疼痛危象。

3）视觉模拟评估法：即使用视觉模拟评分量表（visual analogue scale，VAS），该量表由一条10cm长的直线构成，将疼痛程度用0到10共11个数字表示，让患者根据自己的疼痛感受在此直线上画标记。

4）其他：如笑脸法、疼痛问卷法等。

五、癌性疼痛的综合治疗

癌性疼痛的综合治疗是根据癌性疼痛患者的机体状态，疼痛的程度、性质和原因，合理地、有计划地应用现有的治疗手段，尽可能地缓解癌性疼痛及其并发症，改善患者生活质量、提高患者接受抗癌治疗的依从性，以进一步延长生存时间、提高生存率。

1) 针对原发病的治疗：①手术，如手术切除原发病、解除肠梗阻、修复切除肠穿孔；②放疗，如骨转移、脑转移病灶放疗，外周神经压迫病灶的放疗；③化疗，如淋巴瘤、小细胞肺癌的化疗，快速缩小肿瘤；④免疫治疗及靶向治疗，直接控制或缩小原发病灶，减轻肿瘤压迫或侵犯导致的癌性疼痛。

2) 针对癌性疼痛的治疗：可以采用药物性和非药物性方法。

六、癌性疼痛的三阶梯镇痛治疗

癌性疼痛应当受到重视，且是可以治疗的，三阶梯镇痛治疗可以控制80%左右的癌性疼痛。三阶梯镇痛治疗的内容：依据疼痛的程度、性质及原因不同，轻度癌性疼痛以非甾体抗炎药为主，中度癌性疼痛以弱阿片类药物为主，重度癌性疼痛则以吗啡为代表的强阿片类药物为主，辅以抗惊厥、抗抑郁及糖皮质激素等药物进行治疗。临床上使用镇痛药物需遵循以下 5 个基本原则。

1) 尽量采用口服等无创给药方法：方便，不给患者带来额外痛苦，对不能口服或有口服禁忌证的患者可采用芬太尼透皮贴剂，对于直肠给药因吸收不稳定目前使用仍有争议。

2) 按时给药：滴定完成后的阿片缓释制剂定时给药可以维持有效血药浓度，减少患者不必要的疼痛。但是对爆发痛则要按需给药，采用快速起效的剂型，按前 24 小时总阿片类药物剂量的 10%~20% 给药，同时注意剂量终末期疼痛问题。

3）按阶梯给药：因非甾体抗炎药的副作用及"天花板效应"，小剂量吗啡和中等弱阿片类药物等的镇痛效果相当，而且起效更快，目前有弱化二阶梯、强化三阶梯的趋势。

4）个体化原则：每个患者对镇痛药物的反应及耐受不同，需采取个体化给药原则，尽量有效镇痛且减少不良反应。

5）注意细节。

七、难治性癌性疼痛的治疗：四阶梯镇痛

三阶梯镇痛可解决临床上 80% 左右的癌性疼痛，仍有 10%～20% 患者的癌性疼痛属于难治性癌性疼痛，仅通过常规的药物治疗效果不满意和（或）患者可能出现不能耐受的不良反应。难治性癌性疼痛是我国癌性疼痛治疗的一个"软肋"，其对医患的困扰超过其他疼痛的总和，成为医生、患者共同面临的棘手问题。近年来，WHO 倡导对这部分患者可以行第四阶梯镇痛：常用的技术包括患者自控镇痛技术（PCA）、神经毁损技术（percutaneous vertebro plasty，PVP）、经皮椎体成形术、放射性粒子植入术和鞘内药物输注系统植入术等。

PCA 是一种以传统方法为基础，将电子计算技术和医学紧密结合而发展起来的镇痛技术，是 20 世纪 70 年代初问世的镇痛技术。20 世纪 90 年代，PCA 开始在欧美等发达国家临床上广泛应用，但我国使用该技术较迟，直到 2017 年，中国抗癌协会癌症康复与姑息治疗专业委员会（CRPC）才有第一部难治性癌痛专家共识，专家组第一次对难治性癌性疼痛形成定义。在《难治性癌痛专家共识 2017》《癌性爆发痛专家共识 2019》等指南共识中均建议临床使用 PCA 对难治性癌性疼痛、不能口服给药及吗啡不良反应不能耐受的癌性疼痛进行治疗。

针对骨转移导致的难治性癌性疼痛，尤其是承重骨（如脊柱）的癌性疼痛治疗，PVP 是推荐的微创治疗手段，它是通过向病变椎体内注入骨水泥（聚丙烯酸甲酯）或人工骨以强化椎体的技术。PVP 缓解疼痛的机制可能是骨水

泥在骨折椎体内的锚定，使骨质疏松椎体内微骨折得到固定，增加了椎体的稳定性，从而减少了对椎体内痛觉神经末梢的刺激；还有可能是骨水泥聚合反应放热与毒性作用破坏了椎体内的神经末梢及炎性致痛因子，改变了椎体内微环境，降低了疼痛敏感性，阻断了疼痛介质生成，达到了镇痛效果；PVP还可以防止骨折椎体的进一步压缩、塌陷，减少了骨折卧床相关并发症的发生率，提高患者生活质量。

部分肿瘤，如胰腺癌，胆囊癌、直肠癌、子宫癌晚期，引起腹腔神经丛、会阴神经丛受到压迫或刺激形成的癌性疼痛，临床治疗非常棘手，常规癌性疼痛治疗往往难以奏效，神经毁损技术是这类患者的一种微创治疗选择，其中使用最广泛的是腹腔神经丛毁损术。腹腔神经丛由分散的神经纤维网和位于主动脉前外侧缘相当于 $T_{12} \sim L_1$ 椎体水平独立的神经节组成。腹部内脏的交感神经分布是由 $T_5 \sim T_{12}$ 水平脊髓前外侧角发出的。来自腹部内脏的伤害性刺激信息由伴行于交感神经的传入神经传递。该技术就是行穿刺后将麻醉药或神经毁损药直接注入位于主动脉前侧方的腹腔神经节，造成神经毁损，从而到达镇痛和改善患者生活质量的目的。

八、癌性疼痛常用镇痛药物

（一）阿片类药物

阿片类药物指任何天然的或合成的，对机体产生类似吗啡效应的药物，通过与体内各处的阿片受体结合而产生中枢镇痛作用。临床常用的：①吗啡缓释片，目前已被 WHO 及 NCCN 指南推荐为慢性中重度癌性疼痛的首选用药。在确定使用吗啡缓释片前需要行吗啡滴定，按照最新的"321"的要求尽快完成滴定，有盐酸吗啡控释片（美菲康）和硫酸吗啡控释片（美施康定），规格有 10mg 和 30mg 两种。②吗啡即释片，规格为 5mg，常用于吗啡滴定和爆发痛的解救。③吗啡注射液，规格为 10mg，可用于皮下、静脉及 PCA 给药。④芬太尼透皮贴剂（多瑞吉），规格有 2.1mg、4.2mg、8.4mg 及 12.6mg 四种，多用于食管梗阻、肠梗阻等不能口服镇痛药物的患者。⑤氢吗啡酮注射液，规格有 2mg/2ml、10mg/10ml，可以皮下、肌内注射，用于中、重度癌性疼痛患者。目前被多个指南推荐为 PCA 的首选用药，可用于难治性癌性疼痛、爆发性癌性疼痛等的治疗。⑥羟考酮缓释片，规格有 10mg 和 40mg 两种，也被多个指南推荐为慢性癌性疼痛患者的治疗用药。

阿片类药物的常见不良反应有便秘、恶心、呕吐、尿潴留、镇静、嗜睡、精神错乱、中枢神经毒性及呼吸抑制等，需临床医生密切观察并及时给予相应的处置。

（二）非阿片类药物

非阿片类药物主要包括非甾体抗炎药，此类药物多具有解热、镇痛、抗炎及抗风湿等作用，但镇痛作用有效，且有"天花板效应"，常用于轻度癌性疼痛的治疗。长期大量使用有消化道溃疡、血小板功能障碍、肾毒性等不良反应，临床医生需警惕。

（三）辅助用药

联合阿片类药物使用，可产生协同作用，减少阿片类药物使用剂量，且可以针对特殊疼痛产生独特的疗效。临床常用：①糖皮质激素，如地塞米松、泼尼松等，有改善情绪、抗炎、增加食欲、减轻水肿的作用，针对臂丛、腰骶丛疼痛，和阿片类药物联合效果好。长期使用时应注意其不良反应可能会与非甾体抗炎药叠加。②抗惊厥药物，如加巴喷丁、普瑞巴林等，对神经损伤导致的撕裂痛及烧灼痛有效。③抗抑郁药物，如氟西汀、文拉法辛等，可增加阿片类药物的镇痛效果，或本身直接有镇痛作用，特别是对神经痛有明显效果。④镇静安定药物，如苯二氮䓬类，通过适度的镇静，联合阿片类药物，对部分顽固性、难治性癌性疼痛可获得满意效果，但要注意过度镇静催眠及呼吸抑制等不良反应。

九、人文关怀与癌性疼痛

随着"生物"医学模式向"生物—心理—社会"医学模式的转换,医学对人文精神的渴求逐渐明确,这是医疗问题和社会发展对医疗卫生服务的必然要求。医学人文精神,是医学精神的核心价值,也是对医生的基本要求,即关爱生命、尊重患者权利、营造有利患者康复的心理社会环境等,强调医学向人本化、人性化、人文化回归,在治疗疾病的同时让患者感受到医生对自己的切身关注。医学人文的核心就是以患者为本的精神,强调一切从人性出发,强调在医疗过程中对人的关心、关怀和尊重。

(一) 人文关怀

随着医疗技术的进步,癌症患者生存时间越来越长,长期带瘤生存成为可能。部分患者可能长期伴随癌性疼痛,癌性疼痛是影响患者生活质量重要的因素之一。癌性疼痛患者常常伴有社会心理障碍,表现为恐惧、愤怒、孤独、抑郁和焦虑等,需要被理解、尊重及关爱等,因此相比于其他疾病的诊治过程,在癌性疼痛规范化诊治过程中医学人文的地位更加凸显。医护人员在癌性疼痛诊治的过程中除了需关注疾病本身,还要综合考虑患者生命的价值和质量,能够运用人文关怀的理念,将肿瘤患者个体与其家庭、单位乃至社会群体相结合,全面关心、理解患者。关注患者心理问题是医学人文的重要部分,积极的心理疏导、心理治疗在癌性疼痛治疗中有不可替代的重要作用。

(二) 心理治疗

心理治疗应该贯穿癌性疼痛治疗乃至肿瘤治疗的全过程。心理治疗的基本原则:①以患者的需求为导向,不同的患者有不同的心理特点,要有针对性和个体化的方案。②制订有弹性的治疗框架,即心理治疗方案要随着患者的心理变化做出相应的调整。③全面了解患者的生命故事,要求心理治疗师对患者的文化背景、家庭背景、信仰、世界观等有全面的了解，才有利于建立治疗联盟。④治疗设置的特殊性，包括治疗时间、治疗地点、治疗方式等，均应结合实际情况。⑤治疗内容和治疗过程的特殊性。⑥治疗关系的特殊性。

心理治疗方法如下。

1）一般性心理治疗。①支持性心理治疗：是基本的心理干预方法，几乎适合所有肿瘤患者，是心理治疗师在相互尊重和信任的治疗关系中，帮助患者探索自我，适应体象改变和角色转换，强化自身已存在的优势，促进情绪的改善和对疾病的适应性应对。②教育性干预：是通过健康教育提供信息来进行干预的方法，教育性干预可提供疾病诊断和治疗的具体信息，增强患者的应对技巧。③认知行为疗法：通过帮助患者识别他们的歪曲信念和负性自动思维，并用患者自己或他人的实际行为来挑战这些歪曲信念和负性自动思维，以改善情绪并减少不良症状。④叙事疗法：将心理治疗焦点转移到个体所纠结的问题，通过一系列探寻，帮助患者将自我和自己所遇到的问题分解，将人和问题分解开来，将注意力放在问题上（即外化），常用技术有外化交谈、重忆和局外观察者的反馈。

2）促进心理康复的干预方法。①正念疗法，自我调整注意力到即刻的意念中，更好地观察当下的精神活动，对当下的体验保持好奇心且怀有开放和接纳的态度。②接纳承诺疗法，基于认知行为治疗的心理干预方法，其核心在于接纳那些无法控制的心理事件，然后承诺采用那些丰富自己生活的行为。③克服恐惧疗法，一种短程个体心理治疗，帮助高恐惧复发转移患者减少对这一问题的重视和关注。

3）减轻患者心理痛苦，做好生命末期准备。目前应用最广泛和证据级别最高的疗法有两种：①意义中心疗法；②肿瘤管理和生存意义疗法。

（三）提升患者尊严感和死亡质量

提升患者尊严感和死亡质量的干预方法有以下几种：①尊严疗法，适用于晚期癌症患者，是简单易行的个体化心理治疗干预。②生命回顾疗法，协助患者回顾整个生命过程，从比较正面的角度重新诠释他们的过往生活经历，为即将到来的死亡做好准备，帮助他们克服死亡和被遗弃的恐惧。

良好的医患关系是人文关怀的最好体现，它直接决定治疗的效果。医生充分了解患者的不适症状及不良情绪和思维表现，适时给予疏导、劝解、安慰和鼓励等积极的精神治疗，可帮助患者加强自我认知，改善不良情绪，积极寻求社会支持，提高机体的心理神经免疫，树立战胜癌性疼痛的信心。患者长期被癌性疼痛折磨，不良情绪可能会传递给其家属，而家属在长期的照护过程中也付出了极大的精力，眼看亲人承受难以忍受的巨大痛苦，也可能会产生负面情绪，家属与患者又可互相产生不良影响。因此对患者家属给予必要的心理指导和人文关怀，医生和患者家属合作管理患者，往往有助于患者疼痛控制和生活质量改善。

高尚的医德、精湛的医术和良好的医学人文关怀是现代社会对临床医生的要求。相比于其他症状，癌性疼痛并非简单的生理应答，不可能利用仪器进行疼痛程度的检测，躯体因素、心理因素、精神因素、社会及经济因素等均可影响疼痛的治疗。在癌性疼痛的规范化诊治中，充分尊重患者的主体地位和基本权利，将关爱生命、尊重患者的理念贯穿于临床工作中，将人文精神与医学精神相互渗透、相互融合，是肿瘤科医生在现代社会必须具备的职业素养。

（何朗　严沁　孟又胜）

第十七章 肿瘤治疗相关恶心呕吐

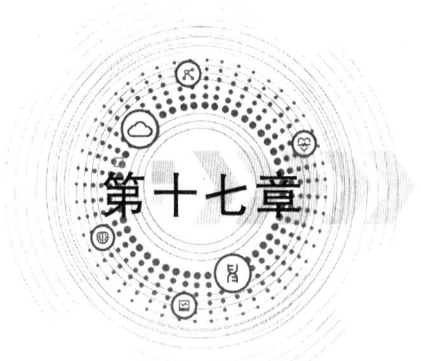

肿瘤治疗相关恶心呕吐，指伴随肿瘤治疗（化疗、放疗、分子靶向治疗、镇痛治疗、免疫治疗、手术等）发生的恶心呕吐。该并发症容易造成肿瘤患者代谢紊乱、营养失调及体重减轻等问题，对患者的生理、心理都会产生明显的负面影响，直接影响患者的治疗依从性（患者按照医嘱进行治疗、产生与医嘱一致的行为，称为"依从性"），甚至治疗效果。临床上最常见的是化疗相关性恶心呕吐（CINV），本篇将以 CINV 为例介绍肿瘤治疗相关恶心呕吐及医学人文思考。

根据发生时间，CINV 具体分为以下四类。

1）急性期 CINV：给予抗肿瘤药物（化疗药物）后 0~24 小时内发生的恶心呕吐。

2）迟发期 CINV：给予抗肿瘤药物（化疗药物）后 25~120 小时内发生的恶心呕吐。

3）风险期外 CINV：急性期 CINV 和迟发期 CINV 合并称为风险期 CINV，超出上述时间段直至下一周期化疗开始的这段时间内发生的恶心呕吐即为风险期外 CINV。

4）预期性 CINV：因前一次化疗引起的恶心呕吐经验，导致本次化疗前提前出现相同的恶心呕吐症状，且随着化疗次数的增加发生率增加，以前期恶心呕吐控制不佳的患者表现得更为明显。

CINV 机制研究方面，目前认为化疗药物可以通过外周途径和中枢途径分别或共同作用引起恶心呕吐。外周途径的可能机制：化疗药物进入体内，刺激和损伤胃肠道黏膜，引发恶心呕吐。中枢途径的主要机制：化疗药物通过血液、脑脊液直接刺激脑部的延髓化学感受器，进而发生恶心呕吐反应。

除了以上生理因素，恶心呕吐的发生很大程度上和患者的继往经验，以及环境、心理等因素相关。从初次化疗开始就采取积极有效的手段防控恶心呕吐将显著减少预期性 CINV 的发生。

此外，患者的心理因素可能导致 CINV 发生的时间段超越化疗药物本身的作用时间；同时，化疗药物的不同选择、组合、剂量、给药方式等因素都可能造成药物代谢的差异，由此导致各种复杂的 CINV 情况，包括风险期外 CINV。

CINV 的诊治除需考虑疾病本身、患者机体状况，还与临床选药、患者依从性、营养和心身状态有关，并涉及医学人文关怀方面的内容。CINV 在临床越来越受到重视，并覆盖肿瘤诊治的全过程。CINV 需要按照分级分类管理和全程规范化管理。全程规范化管理包括化疗前、化疗中、化疗后、居家管理，以及继承和发扬祖国医学，中西结合用于 CINV 防控。

一、化疗前管理

化疗前的管理非常重要，直接决定患者是否接受治疗和对后续治疗的依从性。作为医生，除考量疗效，还得预估治疗可能带来的不良反应、经济问题和身心问题。

（一）CINV 用药宣教

患者初次化疗前，医生和专科护士应对患者进行 CINV 相关知识的解释和说明，例如，抗肿瘤药物的常见不良反应、常用止吐药物的使用方法和注意事项等。这有助于提升患者对 CINV 的认知，缓解其恐惧、焦虑、抑郁等情绪。

CINV 的治疗策略是依据所使用的化疗药物的致吐程度和化疗方案来决定

不同的预防和止吐方案。CINV的药物选择则需要考虑药物的作用机制。需要强调的是，CINV的治疗方式还包括中医药（如藿香正气液协同止吐）治疗和肠道菌群调节。医生需要具备广阔的视野、专业的认知和随机应变的能力，针对每一个病例和每个临床问题进行分析，及时发现、诊断并正确处置。同样，医生要具备同情心和耐心，多从患者的角度思考问题。临床工作中，碰到一些长期卧床的晚期肿瘤患者出现恶心呕吐，经验不足的医生可能将病因简单判断为疾病晚期，很难从患者、疾病、治疗、代谢等多维度来思考问题，导致许多本可避免或者可改善的症状或问题（比如粪便性肠梗阻）进行性恶化，最终不可逆。

患者在化疗过程中会对发生的恶心呕吐留下深刻的印象，进而产生条件反射，在下一次化疗前就开始出现这类反应，这称为预期性CINV。严重者甚至会恐惧化疗，导致化疗中断。护士在对这类患者进行护理时，应当告知患者从第一次化疗开始就接受规范的CINV预防的重要性，强调规范预防可以有效缓解化疗期间的恶心呕吐，以提升患者的依从性。医生也要告知患者，这属于生理反应，而不是疾病加重的表现，通过化疗药物选择、适度降低剂量、规范预防可以很好地治疗。同样，针对该类患者可进行适度心理疏导，通过改善治疗环境、听轻音乐或心理暗示等使其克服这一心理障碍。

对患者进行个体化的CINV防控指导。由于个体差异等因素，并且考虑到风险期外CINV还没有得到充分的重视，也缺乏相应的防控指南，护士有必要依据临床实际和实践经验，对患者进行个体化的CINV防控指导。

（二）饮食宣教

民以食为天。饮食是肿瘤治疗中需要重视的问题之一。有专家提出营养支持治疗为肿瘤的一线治疗。因此，在治疗前，医生要与营养师充分沟通，然后向患者提供合理的建议，并充分尊重患者的饮食习惯和习俗。

病房管理方面，尽量营造适宜的用餐环境，减少强烈的气味及视觉刺激，适时通风。强调少食多餐，小口喝水，确保饮入足够的液体，以免脱水。避免食用过烫、辛辣、过甜、油腻或油炸食品，应以高热量、高蛋白质、低脂、富含维生素、易消化且没有强烈气味的流质或半流质饮食为主。进食后清水漱口。可饮用清凉爽口的液体，如姜汁汽水、苹果汁、肉汤和茶，以及口含清凉的糖果，帮助缓解食欲减退或恶心。吮吸冰棒或冰镇水果（使用忌冷药物的患者除外），有利于缓解恶心。鼓励患者根据个人饮食习惯，在上述建议基础上合理选择适口的饮食。若患者口服止吐药，建议在饭前服用。发生呕吐后应立即清水漱口，30~60分钟后先喝少许清水，再尝试食用面食及蛋白质丰富的食物，最后增加奶制品。必要时患者可与营养师协商制订个体化食谱。

（三）心理护理

CINV对患者的生理和心理都会产生负面影响，是患者对化疗依从性下降的重要原因之一。给予患者足够的心理支持，是提高患者和家属应对CINV能力的有效措施。因此，在化疗前，医护人员应针对患者最关心的问题进行充分的心理健康教育，内容应包括必要的人文关怀和情绪安抚，介绍CINV的相关知识及治疗方案，同时还应进行心理状态评估和针对性干预等。

二、化疗中管理

化疗过程中更强调密切观察和及时处置。针对出现的问题，加以辨别分析，以免漏诊。医护人员要营造良好的病房环境，并找到适合患者的身心调整方式方法。

（一）CINV患者主动报告

对于患者来说，呕吐次数相对容易记录和陈述。由于恶心的主观性很强，为减少医护人员对患者CINV严重程度的低估，建议采用患者易于完成的自陈式CINV评估工具。

（二）CINV评估流程

CINV的全面评估对症状的预防和管理是十分重要的。护士应制作化疗患者CINV巡视表，在上午10：00点、下午16：00点分别询问患者前一日及当日恶心呕吐的情况，记录呕吐发生的次数、癌症支持疗法多国学会（MASCC）止吐评价工具（MAT）的分数，食欲、饮食、疲乏等情况，并根据评估结果及时通知医生调整止吐方案。对于已经出现CINV的患者，则应即时给予解救。

（三）CINV其他非药物干预措施

除了规范使用止吐药物，一系列非药物干预措施在恶心呕吐症状管理中也发挥重要作用。目前较为有效的非药物干预措施以行为治疗为主，行为治疗包括系统性脱敏治疗、意象引导、催眠、放松训练、音乐疗法、运动疗法等。成都医学院第一附属医院肿瘤科独创了"病房作业"，通过给患者布置擅长的作业，让其分散注意力，专注于该作业。作业完成之后，予以公示表扬，这对患者和他人都是一种激励，更是医学人文思想的体现。

系统性脱敏治疗、意象引导、催眠等通过改变患者对化疗和CINV的认知与判断，消除患者对CINV的焦虑及恐惧，从而改善患者症状。但以上方法的实施对治疗环境和参与人员有严格的要求，仅适用于个体或小范围的群体治疗。

以渐进性肌肉放松为代表的放松训练则通过渐进地放松肌肉的方法使患者达到全身放松的状态，同时降低患者交感神经系统兴奋性和呕吐中枢敏感性。护士仅需接受相关培训就能指导患者进行放松训练。同时，国内已有较为完善的放松训练教程，患者可利用音乐、视频等形式进行放松训练。

音乐疗法利用音乐改善患者生理及心理状态，进而降低CINV的发作频率和严重程度，改善患者的不良情绪。由于患者的文化背景、个人特质等差异，音乐类型应进行个体化的选择。此外，音乐疗法可与放松训练、意象引导相结合。

关于运动疗法，美国国立综合癌症网络（NCCN）癌症幸存者指南指出，规律运动能缓解肿瘤治疗引起的相关不良反应。肿瘤患者适宜的运动方式包括散步、快走、瑜伽等，其中瑜伽在多项研究中显示能缓解患者化疗期间的恶心呕吐。

三、化疗后管理

(一) 患者主动报告

化疗结束后数分钟至数小时内,患者有可能发生急性CINV,此后数天至下一周期化疗前还可能发生迟发性CINV和风险期外CINV。应鼓励患者进行CINV自评与记录,住院期间在护士巡视及医生查房时主动报告自评结果;居家期间则应逐日做好自评与记录,必要时就诊,或在下次住院时主动报告自评结果。

护士应遵照化疗中的CINV评估流程,对化疗结束后的在院患者进行两次常规评估,对于正在经历CINV的患者,进行即时、全面、动态评估,及时通知医生进行处理;对于出院居家的患者可以使用电话、App等方式随访,酌情提供指导;对于再次入院化疗的患者,应收集患者的CINV自评记录并联合医生进行评估,以及指导CINV预防。

(二) 出院宣教

患者出院后,没有了医护人员的专业照护,容易出现较为严重的CINV。若患者认知不足,认为治疗不但没有效果,疾病还在加重,容易使其放弃治疗。院外管理是最容易被忽视的方面,也是CINV管理最薄弱的环节。所以,医护人员要做好出院宣教。

1) 用药宣教:指导患者离院期间应遵医嘱使用止吐药,即使感觉良好,也鼓励利用多种途径主动报告CINV并获得相应用药指导。

2) 饮食宣教:参见化疗前管理的饮食宣教内容。

3) 自我缓解措施:指导患者采用音乐疗法、行为疗法或者非药物干预措施与止吐药联合使用来预防或缓解恶心呕吐。具体可参见化疗前管理的CINV其他非药物干预措施。

这里介绍一首《化疗止吐拍手歌》(作者:贾钰铭),指导患者预防和缓解呕吐。

化疗止吐拍手歌

你拍一我拍一,顺铂呕吐是第一。

(顺铂、环磷酰胺是高致吐化疗药,我们要认真对待。)

你拍二我拍二,联合止吐是大事。

(对于CINV应该联合用药。)

你拍三我拍三,地米司琼加匹坦。

(止吐"王牌"是地塞米松、司琼类和NK1抑制剂匹坦类药物。)

你拍四我拍四,高中低吐不一致。

(高、中、低致吐化疗药要分级处理。)

你拍五我拍五,藿香正气很靠谱。

(藿香正气液可以明显减轻恶心呕吐,是止吐药的极好补充。)

你拍六我拍六,大便通畅很顺溜。

(便秘是止吐药的常见不良反应,提前服用一点麻仁丸更好。)

你拍七我拍七,呕吐超过风险期。

(化疗3天后仍然有恶心呕吐,说明超过了风险期。)

你拍八我拍八,解除恶心顶呱呱。

你拍九我拍九,心理平稳人长久。

(规范用药后,约93%的化疗患者都会发生呕吐,不用过度担心和焦虑。)

你拍十我拍十,反应停了才踏实。

("反应停"代表恶心呕吐停止。没有恶心呕吐,医护人员、患者和家属才踏实。)

4)主动记录和报告:指导患者在化疗后坚持记录并报告CINV发生的情况,可使用MAT、患者症状自评日记或患者不良反应自我报告表等工具。

四、居家管理

在进行下一周期化疗前需要评估患者的CINV,但现有的临床研究更注重风险期内CINV的预防和管理,忽视了风险期外CINV的评估。加之有回忆偏差,患者往往不能准确反映风险期外CINV情况。因此需要患者自行记录并报告院外的 CINV 情况。建议患者居家期间使用 MAT 或患者症状自评日记，客观、真实记录出院后 CINV 情况，在下次入院时主动报告，作为医生制订下一周期化疗前止吐方案及护士给予相关指导的依据。

随着互联网和智能手机的普及，远程医疗在癌症症状管理中的应用也越来越广泛。基于手机智能软件，护士可在患者出院前，教会患者在智能平台打卡、记录当日的 CINV 情况。医护人员通过 App 医护端查阅患者前一日的 CINV 情况。对于出现严重恶心呕吐的患者，护士电话联系患者，了解患者是否及时就诊及目前症状有无缓解，将患者的 CINV 情况及就诊事宜告知医生，医生可通过 App 开具电子处方和给予相应处理。

五、中西结合，继承和发扬中医在防控 CINV 中的作用

中医中虽无化疗相关性恶心呕吐对应的特定名称，但对恶心呕吐病症具有明确记载。CINV 属中医"呕吐"范畴。中医在治疗呕吐方面具有丰富经验，可以作为临床治疗 CINV 的重要辅助手段。中医认为，化疗药物为"药毒""邪毒"等。因此，CINV 病机为毒邪伤正、脾胃受损、健运失司、胃失和降、升降失调、胃气上逆，从而出现恶心呕吐。

中医对于 CINV 的治疗大致可分为以下三种方式：中药内服、针灸、艾灸。传统导引术对化疗后患者的调理具有独特功效，如五禽戏、八段锦、太极拳等有氧运动，尤其是八段锦可调理脾胃、改善体质、减轻化疗的不良反应。

我国患者对于中医治疗接受度较高，中医治疗成本相对较低，适合用于 CINV 全程管理，尤其是居家期间的 CINV 防控。

六、多措并举，促进恢复

化疗药物对胃肠道黏膜的急性损伤导致化疗相关性胃肠道功能严重紊乱，肠道吸收和分泌功能失衡，加重 CINV 的严重程度。无论是恶心呕吐、腹泻还

是便秘，都是胃肠道功能紊乱的表现形式，故在化疗间歇期尽快促进胃肠道功能的恢复是减轻CINV的重要措施之一。心理和情绪疏导、物理治疗、饮食活动指导及益生菌补充剂等在促进胃肠道功能恢复方面有一定疗效。

1）心理和情绪疏导：患者对化疗认识不足，常伴有不同程度的焦虑或抑郁。医护人员需对患者加强健康宣教、心理和情绪疏导，加强与患者的交流，耐心倾听患者的诉求。指导患者以平和的心态面对治疗。

2）饮食活动指导：鼓励患者多饮水，多吃蔬菜、水果及其他含纤维素多的食物；鼓励患者多活动，促进肠蠕动，预防便秘。

3）按摩：可在患者腹部依结肠走行方向做环状按摩；指导患者适当练习深呼吸，锻炼肌肉，增加排便动力。

4）口腔护理：定时清理患者口腔异物，促进口腔溃疡的愈合。

5）物理治疗：具有接受度高、无药物相互作用风险、便于患者自行实施等特点，可以用于CINV全程管理。

6）益生菌补充剂：较多研究结果证实化疗会引起肠道微生物群组变化，主要表现为微生物群组多样性和数量减少，导致肠道屏障功能受损，进而发生恶心呕吐、黏膜炎、腹痛、腹泻等不良反应。CINV与化疗所致肠道菌群紊乱可以相互作用，进一步恶化化疗期间患者的胃肠道功能。近年来，大量关于益生菌健康效应的研究不断涌现。研究表明，益生菌补充剂不仅可改善抗肿瘤治疗的效果，还能减少治疗相关的不良反应。益生菌补充剂使用方便、安全，患者接受度较高，适用于CINV全程管理。

本章节以CINV为例，详细阐述了在肿瘤不同治疗时期恶心呕吐的不同防控方式。如上所述，肿瘤治疗相关恶心呕吐以预防为主，一旦发生则难以控制。抗肿瘤治疗期间恶心呕吐的处理需要医生、护士、患者家属的共同努力，加强患者和家属的宣教和心理疏导，及时处理已经出现的恶心呕吐等不良反应，才有可能帮助患者顺利开展抗肿瘤的全程治疗。

（孙愚　刘彦汝）

第十八章 肿瘤与心理

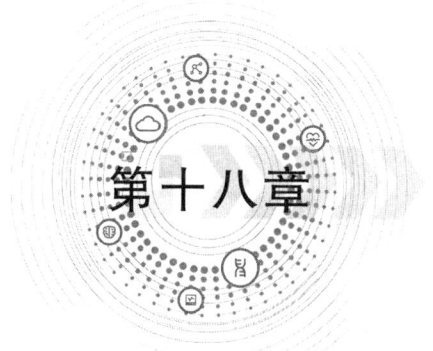

根据国际癌症研究中心 GLOBOCAN 统计数据，恶性肿瘤已成为导致人类死亡最主要的疾病。随着医学模式的发展，人们逐渐认识到心理因素与肿瘤发生发展的密切关系。肿瘤患者在诊断、治疗期间承受着巨大的心理压力。在此种压力下，肿瘤细胞同时受到各种外源性和内源性应激的影响，可进一步损害患者自身的抗肿瘤免疫反应。中医学所讲的七情，即喜、怒、忧、思、悲、恐、惊，任何一种情绪过激的变化皆可带来疾病，如《素问·举痛论》中描述"百病生于气也，怒则气上，喜则气缓，悲则气消，恐则气下，寒则气收，炅则气泄，惊则气乱，劳则气耗，思则气结"。在诊治过程中，患者一经确诊恶性肿瘤，心理应激就会产生，加上治疗费用的昂贵、社会环境的变化等，多数肿瘤患者会存在各种心理应激问题。心理应激可导致肿瘤患者的神经内分泌改变，发生变化的免疫细胞作用于肿瘤微环境、间质细胞，促进肿瘤生长、侵袭，甚至外渗进入循环系统发生远处转移。肿瘤心理学不是单纯的肿瘤和心理两个学科的联合，需要从多层次、多角度去探讨，其中人文关怀不可或缺，"心病"还需"心药"医。但在我国，医学人文的发展还比较滞后，对晚期肿瘤患者的心理-社会支持较为欠缺。我们要用哲学、心理学等知识对肿瘤患者进行心灵关怀，让他们在患肿瘤的各个阶段都能有尊严地生活和治疗。

一、心理社会肿瘤学的发展史

心理社会肿瘤学始于20世纪70年代中期,是一门交叉学科。其研究恶性肿瘤患者及其家属在疾病发生、发展各阶段所承受的压力和心理反应,以及心理、社会、行为因素在恶性肿瘤的发生、发展及转归中的作用。1997年,NCCN建立痛苦管理多学科小组,首次使用"痛苦"一词表述肿瘤患者存在的所有心理、精神、社会和实际问题等,并出版第1版《NCCN痛苦管理指南》。历经半个多世纪,心理社会肿瘤学在国际上已发展成为一门日臻成熟的学科,有专业的临床团队、科研团队及相对完善的人才培养体系。在很多肿瘤诊疗中心,心理社会肿瘤学服务已融入肿瘤临床常规诊疗中,并有专门的心理社会肿瘤学临床实践指南指导和规范专业人员的临床工作。多项研究显示,心理-社会支持不但能改善患者的生活质量,甚至能够延长患者的生存时间。人文关怀也在肿瘤治疗中彰显出重要作用。

二、肿瘤患者的一般心理表现

在大众认知中,恶性肿瘤患者生存时间短、预后差。一旦确诊恶性肿瘤,患者心理状态一般要经历否认期、恐惧焦虑期、妥协期、抑郁期、接受期五个阶段。

否认期:否认是肿瘤患者常见的心理防御方式。当患者得知自己的病情时,会认为这是不可能的事,表现为否认自己得病而怀疑诊断有误,拒绝承认残酷的现实,以维持心理平衡。

恐惧焦虑期:当患者意识到自己的肿瘤诊断确认无误时,会出现恐慌、惧怕心理,感到死亡就要降临到自己身上,惊恐不安。这种恐惧心理如果未被消除,患者常会因长期持续的精神压力而过早死亡。患者由于恐惧常常表现出焦虑情绪,如坐卧不安、惶惶不可终日。

妥协期：常与恐惧焦虑同时出现，也可逐渐演变为悔恨及妥协。患者在恐惧的同时，常会抱怨为什么肿瘤会长在自己身上。在经过一段时间的冷静思考后，患者会意识到自己以往生活、工作中的一些负面因素，如工作压力过大、长期压抑等，会表达自己的悔恨之意，寄希望于医生的治疗等。

抑郁期：经过一段时间的治疗后，若病情毫无改善，有的患者会因意识到疾病已无药可救，生命将走到尽头，极为沮丧和绝望，陷入极度抑郁的情绪中。这类患者常常表现为被动、少活动、情绪低沉、沉默不语及行为退缩。

接受期：经过以上几个时期后，有些患者逐渐接受了自己将面临死亡的现实，此时患者情绪趋向稳定，平静地等待死亡的降临，从容地离开人世。

所有恶性肿瘤患者几乎无一例外地会出现上述心理反应，且根据患者的性格、受教育程度、病情轻重，表现多样化。患者在不同的疾病阶段有不同的心理反应，其中一些反应是正常的、适应性的，而另一些可能是异常的、适应不良性的。Rundell（1996）将不同阶段恶性肿瘤患者的心理反应进行了归纳（表18-1）。近年来，我国肿瘤患者的心理健康受到普遍关注，医疗过程更重视人文关怀，越来越多的医院将心理社会肿瘤学融入临床实践中，医护人员有更多的机会对心理社会肿瘤学进行全新的认识和系统学习，并在临床上开展肿瘤患者焦虑、抑郁、心理痛苦等的常规筛查，对各种肿瘤相关症状进行MDT，积极开展肿瘤患者心理相关的临床研究，探索适合我国国情的肿瘤患者的个体化心理治疗。

表18-1 不同阶段恶性肿瘤患者的心理反应

阶段	正常的、适应性反应	异常的、适应不良性反应
确诊前	关心各种与诊断有关的信息 担心患肿瘤后可能有的疼痛、损容、死亡等 情感震惊（shock） 怀疑诊断的正确性	过度警觉状态、焦虑 因自我暗示而出现类癌症状、恐癌症状 完全否认，拒绝治疗 认为必死无疑，放弃治疗
诊断期	部分否认 愤怒、敌意、受迫害感 焦虑、抑郁	抑郁症 寻找"江湖郎中"
治疗期	害怕疼痛与死亡	拖延手术
外科手术	害怕麻醉 对形象改变的悲伤反应	寻求非外科治疗 术后反应性抑郁

续表

阶段	正常的、适应性反应	异常的、适应不良性反应
放疗	害怕X线相关不良反应 害怕被遗弃	类精神病性症状，如幻觉、妄想
化疗	害怕不良反应 焦虑、轻度抑郁 形象改变 隔离	药源性精神病 严重的精神病性反应 器质性脑综合征、谵妄
治疗后	恢复正常的应对方式 担心复发 治疗后焦虑和抑郁	严重的治疗后焦虑和抑郁
复发期	情感震荡 怀疑诊断准确性 部分否认 愤怒、敌意、受迫害感 焦虑、抑郁	严重的反应性抑郁，伴失眠、厌食、不安、焦虑和易激惹
疾病恶化期	疯狂地搜寻新的信息、四处求治及试用各种偏方	抑郁
终末期	害怕被遗弃 害怕无法保持镇静及失去尊严 害怕疼痛 事业未竟感 对未知的恐惧	抑郁 急性谵妄

三、不同阶段肿瘤患者的心理干预方法

根据所处疾病阶段，肿瘤患者的心理干预方法大致可分为以下三类。

1）适用于早期肿瘤患者及生存者的心理干预方法：正念康复、克服恐惧（conquer fear）干预。研究显示，克服恐惧干预能够有效改善患者恐惧肿瘤复发、广泛性焦虑等问题。基于正念的干预措施可激发患者的内在动机。正念干预可有效降低肿瘤患者的焦虑、抑郁、疲乏，提高生活质量。

2）适用于进展期肿瘤患者的心理干预方法：癌症管理与生存意义（meaning-centered therapy，MCT）疗法、以意义为中心的心理疗法。MCT

疗法关注患者生命意义及面对死亡等主题，可以有效改善进展期肿瘤患者的抑郁，提高患者对终末期生活的准备。意义干预疗法（meaning－making intervention，MMi）可以提高进展期卵巢癌患者的生命意义感。进展期肿瘤患者接受以意义为中心的个体心理治疗（individual meaning－centered psychotherapy，IMCP）和团体心理治疗（meaning－centered group psychotherapy，MCGP）可以有效缓解抑郁，提高心理健康及生活质量。

3）适用于终末期肿瘤患者的心理干预方法包括尊严疗法（dignity therapy）、生命回顾（life review）等。尊严疗法通过给终末期肿瘤患者提供反思对他们来说重要的事情或者他们将要做的事情的机会来缓解痛苦，改善生命终末期的体验。

四、心理社会肿瘤学的研究范畴

心理社会肿瘤学可干预的精神障碍有适应障碍、抑郁、自杀、焦虑障碍、谵妄、痴呆、物质滥用引起的精神行为障碍、创伤后应激障碍、人格障碍、化疗药物不良反应引起的神经精神反应、代谢紊乱引起的神经精神反应等；可治疗的表现有失眠、疼痛、疲乏、厌食、恶病质、恶心呕吐和性功能障碍等；服务人群不仅包括成年肿瘤患者、儿童肿瘤患者，还包括癌基因检测阳性的肿瘤高风险人群、肿瘤长期生存者及家庭照护者等。

除对患者给予积极照顾，减轻其痛苦，帮助其积极生活直到生命终点外，心理社会肿瘤学下的治疗还纳入了对患者家属和照护者的治疗，甚至包括患者过世后其亲人的康复。因此现代意义下针对肿瘤的治疗已不是简单的药物和技术治疗，它是科学且系统地对肿瘤人群的关心和照顾。

五、心理社会肿瘤学团队构成

肿瘤科医生是心理社会肿瘤学团队中不可缺少的一员，在肿瘤患者的诊断和治疗中起到非常重要的作用；精神科医生及心理治疗师对肿瘤患者的常见躯体和精神症状等进行综合管理，为肿瘤患者及其家属提供专业的心理干预；心理社会肿瘤学专科护士作为肿瘤科医生和精神科医生之间的桥梁，对患者及其家属进行心理筛查、评估及转介，也可在掌握相关专业技能的前提下，为患者提供心理干预和患者教育等；社会工作者是心理社会肿瘤学团队中人数最多的成员，其职责范围较广，包括协助精神科医生及心理治疗师进行心理筛查、评估及转诊，指导患者及其家属进行症状管理及心理咨询，协助心理社会肿瘤学专科护士制订个体化照护计划，维护患者权利，为医护人员提供支持，对志愿者进行培训和指导等。

心理社会肿瘤学团队在多学科团队合作中，可以帮助患者控制躯体及精神症状，进行心理干预，改善患者的心理社会问题，加强医患沟通，提供居丧支持等服务。

六、症状管理的人文关怀

症状管理是一项系统工程，仅强调医护人员的重视可能无法取得良好的效果，还需要患者、家属、社会、政策等的协同作用。国外有高质量的研究强调了科学化、系统化症状管理的重要性。2017年 *JAMA* 上发表的研究显示，给予患者系统的症状监测及管理可显著延长患者的生存时间，甚至取得了比抗肿瘤新药更好的效果。国内学者也在探索基于患者报告结局（patient-reported outcome，PRO）的症状管理模式。肺癌术后早期基于PRO的"主动症状监测—预警—反馈"全程管理模式可减轻肺癌患者出院后4周内的症状和减少并发症，加速肺癌患者术后康复，且让患者满意度更高。

疼痛是较常见的肿瘤相关症状之一，同时疼痛可能也是最令肿瘤患者感到恐惧的症状。许多患者将肿瘤视为充满"疼痛"的死亡过程。疼痛会影响患者的睡眠、食欲、情绪并导致焦虑、疲劳和生活质量下降。疼痛作为第五大生命指征，应该在每次临床检查时进行评估。除了传统的药物治疗，心理干预及人文关怀也能明显减轻患者的疼痛症状。在评估和治疗与疼痛、谵妄、镇静作用及其他精神状态改变有关的情绪和焦虑症状时，肿瘤科医生与精神科医生、心理治疗师或社会工作者合作是非常有用的。认知行为治疗的实施者最好是经过培训的治疗师。这一疗法对那些药物治疗效果不佳的慢性疼痛有效。认知行为治疗有一定的指征：①疼痛为轻至中度；②患者意识清醒且精神正常；③患者有适当的体力。因为重度疼痛患者无法集中注意力，意识模糊或体力十分虚弱的人难以接受认知行为治疗。

国内心理社会肿瘤学发展也呈现一些特色，如与中医学相结合，采取五行音乐疗法等，除了用于缓解肿瘤患者的疼痛，也可以应用在缓解肿瘤患者的失眠、焦虑或抑郁等方面。一些为患者提供支持的组织，如"癌症康复会""中国癌症基金会""汝康沙龙"俱乐部等也是为患者提供心理社会支持的重要力量。

七、肿瘤患者的人文关怀方法

1）在医院营造温馨和谐的人文环境。肿瘤患者情绪容易波动，温馨和谐的住院环境可以给患者带来家的感觉，增加患者的亲切感。为患者提供人性化的舒适的休养环境，保持病房干净卫生，同时可以通过音乐、花草等营造优美舒适的治疗环境，让患者生活在温馨、美好的环境中。

2）塑造自身良好形象，给患者留下美好的印象。医护人员又被称为"白衣天使"，"天使"给人们留下了美好印象，而这种美好印象对患者的康复也起到了重要作用。医护人员尤其是护士应具有优美的体态、适宜的谈吐和得体的举止。与患者沟通交流时，应始终保持微笑，语音不高不低，语气柔和舒缓又不失热情，专心聆听患者的陈述。对患者的提问务必予以详细解答，尽可能解答他们心中的疑问。

3）了解患者心理需求，加强护患沟通。晚期恶性肿瘤患者情感普遍脆弱，需要更多的心理安慰。医护人员需对患者进行鼓励，帮助他们克服负面情绪。应常与患者进行交流，加强对其的观察，了解其心理变化，并及时有针对性地进行心理疏导，告诉患者负面情绪对治疗的不利影响，帮助其保持乐观心态。

4）满足患者的生活需求。晚期恶性肿瘤患者常受疼痛、发热、呕吐等身体上病痛的煎熬，其进餐、休息都因此受到影响，因而常产生悲观、焦虑、绝望等负面情绪,而这些负面情绪又进一步使疼痛感加强。护士应在生活上对患者加强照顾,需帮助其洗脸、梳头、如厕等,使患者对护士产生信任和尊重,走出死亡的阴影,释放压力,重新感受到爱和关怀,重拾对美好生活的向往。

目前,国内的肿瘤科医护人员和心理社会肿瘤学工作者已经越来越重视肿瘤相关治疗,以及治疗过程中痛苦筛查、症状评估和管理,正在探索不同心理干预在肿瘤临床中的应用,进一步培养心理社会肿瘤学的专业人才,建设多学科团队,为肿瘤患者及其家属提供专业的心理社会肿瘤学专业照护和人文关怀。

(付强 张晓凡)

第十九章 肿瘤常规护理

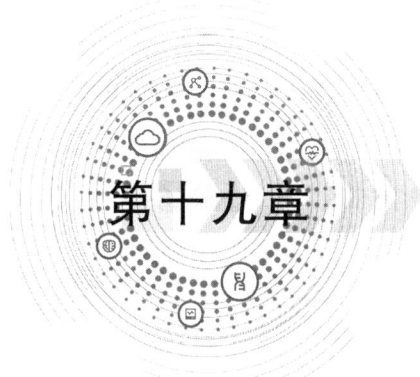

一、化疗居家护理

化疗一般通过口服、静脉输液、皮下注射、肌内注射、腔内注射等方式给药。在化疗的过程中患者往往会出现不同程度的不良反应，如恶心呕吐、腹泻、便秘、骨髓抑制等。以下将针对出现的不同症状给予相应的居家护理指导。

（一）恶心呕吐的居家护理

1）评估风险因素。以下几种情况都需要进行止吐治疗：一是化疗方案中使用了中、高致吐风险的药物，如铂类、阿霉素、环磷酰胺、奥沙利铂等；二是既往有出现恶心呕吐的情况，如化疗7天后仍出现呕吐；三是因多次化疗，出现预期性呕吐，也就是在化疗前就发生呕吐。我们在使用止吐药物时要把握药物的使用时机，如第一代5-HT受体阻滞剂（如昂丹司琼）宜在使用化疗药前服用，如果服用后恶心呕吐仍控制不佳，宜在医生指导下使用联合止吐药物进行治疗。

2）饮食的管理。嘱咐患者注意少量多餐，即减少每次进餐量，增加进餐次数，同时避免每餐进食过饱，避免一些油腻、刺激、易引起恶心的食物。

3）中医治疗。可对内关、足三里、中脘等穴位进行按摩，以减轻恶心呕吐的症状。

4）关注自身营养状态。如果因严重恶心呕吐不能正常进食，或体重持续下降，需寻求医护人员的帮助。

（二）腹泻的居家护理

腹泻原因一般分为两种：一是化疗药物导致的肠蠕动紊乱，进而肠黏膜出现化学性炎症，引起腹痛、腹泻；二是化疗后因抵抗力下降而引起的腹痛、腹泻，如使用化疗药物伊立替康进行治疗后，容易诱发迟发性腹泻。相比之下，我们更需要警惕由药物引发的腹泻。

WHO将化疗性腹泻分为5级，具体如下。

Ⅰ级：每日大便次数较平日增加<4次，（或造口袋）排出量轻度增加。

Ⅱ级：每日大便次数较平日增加4~6次，（或造口袋）排出量中度增加。

Ⅲ级：每日大便次数较平日增加≥7次，（或造口袋）排出量显著增加。

Ⅳ级：危及生命的情况，需要紧急干预。

Ⅴ级：死亡。

出现腹泻后，应每日观察腹泻情况、大便颜色及性质。当出现鲜红色血液及水样便，以及出现脱水、乏力等症状时，需及时就医；腹泻在Ⅱ级及以上时，需求助医护人员。

腹泻时应补充足够的水分，如电解质水、果汁等；进食低纤维素、高热量及高蛋白质的食物，如鸡肉、鱼肉等白肉；避免摄入刺激性食物，如咖啡、酒类；避免进食高纤维素食物，如芹菜、韭菜等，以免加重腹泻；谨慎食用奶制品、豆浆等，避免引起胃肠积气。每次腹泻后宜用清水清洁肛周皮肤，必要时涂抹润肤乳液、皮肤保护剂等，阻隔粪液刺激。

部分患者就医后，医生会开具止泻药，常用止泻药有洛哌丁胺（易蒙停）、蒙脱石散。若伴随高热、腹痛等，需慎用洛派丁胺止泻；连续12小时无腹泻发生后可停止用药，洛哌丁胺连续使用时长不应超过48小时。

（三）便秘的居家护理

化疗药物可使肠蠕动减弱，导致便秘。化疗后机体乏力，活动减少，食欲欠佳，进食少，食物残渣相对减少，也易引起便秘。

缓解便秘的药物有乳果糖、甘露醇、半乳糖、番泻叶、大黄、蓖麻油等，都需要在医生指导下使用。注意乳果糖应在清晨服用，同时多饮水，增加粪便的体积，刺激肠蠕动，从而恢复肠道的生理性节律，帮助排便。必要时也可使用一些外用药物，如甘油、开塞露等。

患者病情允许情况下，鼓励进食高纤维素食物，多饮水，每日饮水量应大于2000ml；避免久坐不动，同时顺时针按摩腹部，增加肠蠕动。

当呕吐情况得到缓解后，控制使用5-HT受体阻滞剂类止吐药的次数，可以便缓解便秘程度。

（四）骨髓抑制的居家护理

在肿瘤治疗过程中，往往会造成人体正常组织不同程度的损伤，如使用化疗药物时，骨髓的增殖受到抑制，会造成骨髓抑制。其中最为常见的是白细胞、红细胞、血小板、血红蛋白水平出现异常。

化疗患者应定期复查血常规。当患者感到持续乏力时，也需进行血常规检查，确认有无白细胞计数的下降。当白细胞计数下降时，应注意避免去人群聚集的地方，并在医生的指导下使用药物行升白细胞治疗。

关注有无皮下淤血、刷牙时出血、大便带血等情况，警惕血小板计数降低的风险。一旦出现血小板计数降低的情况，应注意预防出血，避免碰撞，避免进食坚硬食物，选择软食，避免用力排便，选择无痕剃须刀，避免刮伤面部，每次抽血、输液拔针后延长按压时间。

可以适当行中医治疗。健脾升血功能的穴位有足三里、血海、三阴交、天枢、关元等穴位，这些穴位可以每日按摩。

（五）外周神经毒性的居家护理

外周神经毒性主要表现为四肢及躯干的感觉异常、麻木，以手、足麻木最为显著。

出现上述表现后，应指导患者避免接触冰冷的物品，如金属门把手、输液架等，可戴手套开门、取物；避免进食冰凉食物，特别是从冰箱中刚取出的食物，可食用常温水果；禁止使用铝制品盛装食物；避免直接吹冷风，冬天出门应戴好口罩、围巾，夏天开空调时，空调旁边可以安装挡风板，以避免吸入冷空气引起的喉痉挛。

如果症状严重，影响日常生活，可在医生指导下使用一些营养神经的药物或镇痛药物缓解症状。

二、放疗居家护理

对于一些早期肿瘤，放疗不仅可以取得根治的效果，还能保持组织结构的完整性，提高患者的生活质量。但放射线会产生一系列生物学效应，造成核酸、蛋白质的损伤，影响正常组织，从而引发放疗相关并发症。

（一）放射性皮炎的居家护理

1）正确使用皮肤保护剂，在进行放治疗前均匀喷射或涂抹在照射部位。

2）注意穿棉质、柔软、宽松的衣服，进行颈部照射者，选低领衣物，避免反复摩擦局部。注意照射部位皮肤不能粘贴胶布，以防撕脱伤。

3）注意避免太阳直射，外出时注意防晒，最好采用物理防晒，如遮阳伞、遮阳帽等。

4）皮肤清洁。最好用清水清洗皮肤，禁止用皂液、碘酒、乙醇等清洗，以免刺激皮肤；皮肤褶皱处保持干燥，每次清洗后，用软毛巾轻轻吸干，禁止来回摩擦。

5）皮肤破溃后，为避免感染，必要时定期到专科门诊进行处理。

（二）放射性肠炎的居家护理

在肛周皮肤完整的情况下，每日温水坐浴 2 次，可减轻里急后重感，后期肛周出现炎症时，可在医护人员指导下行高锰酸钾溶液坐浴，坐浴后用柔软纸巾或毛巾擦拭，避免用力擦洗，以免破坏肛周皮肤，皮肤破溃后禁止坐浴。

进食高蛋白、高热量、低油、少渣饮食，禁止食用辛辣食物。

每日进行缩肛运动，在平卧状态下用力收紧肛周。锻炼建议持续到放疗后 2 年，有助于改善放疗后肛周肌肉麻木僵硬、功能失调。

局部可行保留灌肠，以起到减轻疼痛、缓解水肿、消炎等作用。

（三）放射性肺炎的居家护理

1）出现咳嗽、喘息等症状时，可行雾化、吸氧等对症处理。
2）功能锻炼。在身体能耐受情况下，加强肺部功能锻炼，比如吹气球（图 19-1A）、使用呼吸功能训练器（图 19-1B）。也可进行一些全身功能锻炼，如打太极、打八段锦、慢走等，注意活动时以能耐受为度。

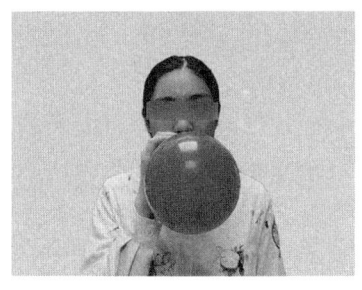 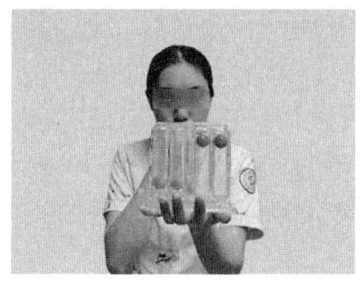

A. 吹气球　　　　B. 使用呼吸功能训练器

图 19-1　肺部功能锻炼

（四）头颈部功能锻炼

1）转颈训练（图 19-2）：双肩放松，双手可下垂（或叉腰），正视前方，配合呼吸头部缓慢向左转动，下颌转至肩部上方，然后缓慢转回正前方。下一个呼吸开始，以同样的方式将头部向右转动。注意转颈时，以不出现头晕、头痛等不适为宜。

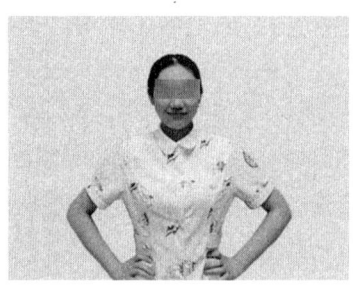 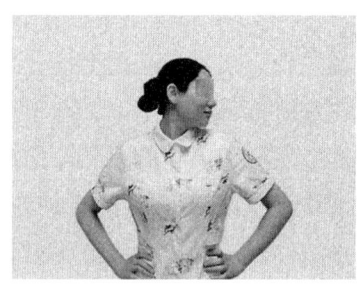

图 19-2　转颈训练

2）耸肩训练：双手可叉腰或放松下垂，吸气时双肩向上抬起，呼气时双肩放松向下，配合呼吸上下活动双肩。

3）弹舌训练：舌头向上卷起，舌尖触及口腔上腭部分，然后快速向前弹出，并发出"哒"声。此方法可增加唾液分泌，保持口腔湿润。

4）张口训练：动作似打哈欠，充分张大口腔，持续 5 秒左右再闭合，让颞颌关节充分打开。每次训练 2~3 分钟，每日 3~4 次。当张口受限时，可用张口器或软木塞，协助张口训练。张口训练可锻炼颞颌关节功能，预防张口困难。

5）叩齿运动：让上下齿相互叩击，并发出响脆的声音。每次叩齿 100 次，每天 2~3 次，可锻炼咀嚼肌，防止颞颌关节粘连。

6）鼓腮训练（图 19-3）：口唇紧闭，做吹气球的动作，使颊部鼓起如半球形，保持 10 秒还原；再用力吸纳，使颊部尽量凹陷，同样保持 10 秒还原。每次训练 2~3 分钟，每日 2~3 次。

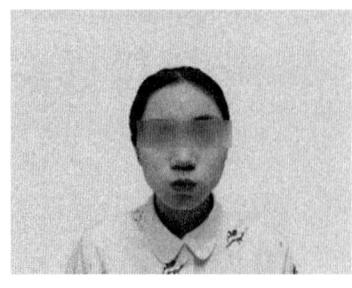 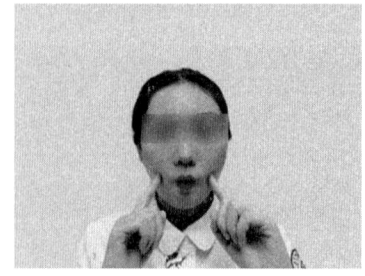

图 19-3　鼓腮训练

（五）肺部功能锻炼

1）缩唇呼吸：吸气时用鼻缓慢吸，吸气末暂停几秒（屏住呼吸），然后将嘴稍微噘起来，缓慢吐气。一吸一呼，循环反复，注意节奏缓慢，深吸慢呼。

2）腹式呼吸：将手掌轻轻放在腹部，每次呼吸时感受腹部的起伏，而胸部不动，平静呼吸3次后，尽最大努力深吸气，使腹部鼓起，然后使腹部下凹，用力将气体呼出。

3）在身体允许的情况下适当进行一些体育锻炼，如跑步、游泳等有氧运动，提高吸氧能力，增加肺活量。不能耐受体育锻炼时，可以进行快步走、打太极等有氧运动。

三、带管的居家护理

肿瘤治疗过程中患者因长期反复输液，以及输注刺激性强的化疗药物，容易导致外周血管损伤。为保护外周血管，建议置入深静脉导管，让药物快速稀释，减轻对血管壁的刺激，减少反复穿刺。通常选择的深静脉导管有外周穿刺置入中心静脉导管（PICC）、中心静脉导管（CVC）、输液港（PORT），因PICC、PORT保留时间长，在肿瘤患者中使用最为普遍。在患者居家时需要指导其学会导管的自我管理，减少导管并发症的发生，延长导管留置时间。

（一）PICC管理注意事项

1）定期维护：留置PICC的患者每周到医院维护一次，当敷料潮湿、松脱，或者穿刺点出现渗液时需及时更换敷料。

2）日常活动：可适当进行日常活动，如吃饭、穿衣、漱口、洗脸、洗碗、扫地等。置管侧手臂禁止提大于5kg重物，禁止大幅度摆臂等。

3）体育锻炼：置管侧手臂可以做关节屈曲活动（如果穿刺点在肘窝处则应避免过度屈肘），但动作不宜过猛。禁止做引体向上、举哑铃、扩胸运动等，避免导管移位。

4）洗澡：可以选择淋浴，但不能盆浴，以免将置管处敷料浸湿。淋浴时可使用专用保护外套，或用保鲜膜对置管处进行包裹，避免敷料被淋湿。

5）正确穿脱衣物：穿衣时，先穿置管侧手臂；脱衣时，顺序与穿衣相反，先脱未置管侧手臂的衣袖，再脱置管侧手臂的衣袖。总的原则是防止将导管拉出。

6）避免进行高压推注（抗高压 PICC 除外），如 CT 造影剂的推注。

（二）PORT 管理注意事项

1）每月维护一次。若局部皮肤出现红肿等异常，需及时就医处理。注意必须使用无损伤针进行穿刺，以免损伤 PORT 底座。

2）PORT 底座应避免被重力冲撞；避免穿紧身衣物，应穿着棉质宽松的衣物。

3）日常生活不受限制，可游泳、泡澡。PORT 已连接无损伤针的情况下，不能泡澡，避免穿刺点浸湿，必要时等拔除无损伤针后进行泡澡、游泳等活动。

（三）自我观察与功能锻炼

1）感觉心悸、气促及胸闷，颈部出现不适感或在输液时出现"咕噜"声，请及时告诉医护人员。

2）手指伸屈运动（图 19-4）：置管后行五指依次伸屈运动，每次 3~5 分钟，每日 2 次。

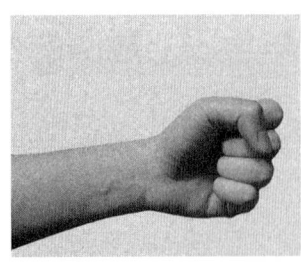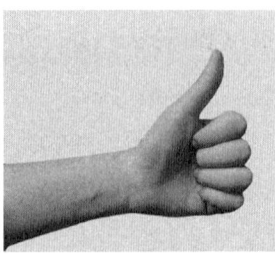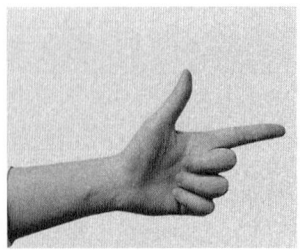

图 19-4

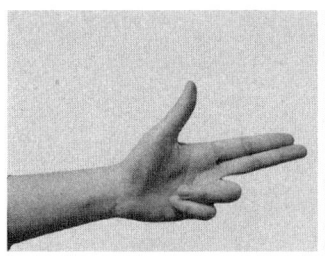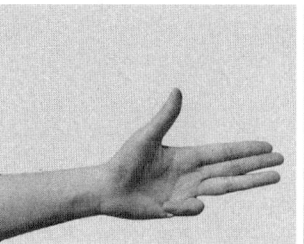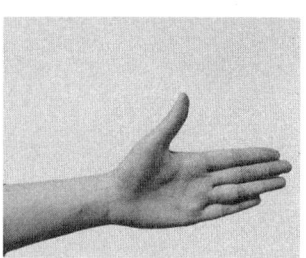

图 19-4　手指伸屈运动

3）旋腕运动（图 19-5）：置管后第二日上下活动手腕，并配合内外旋转运动，每次 3~5 分钟，每日 2 次。

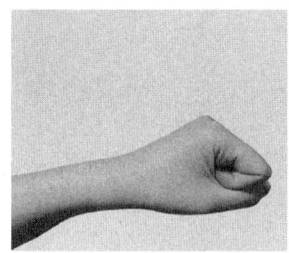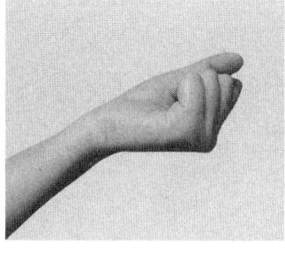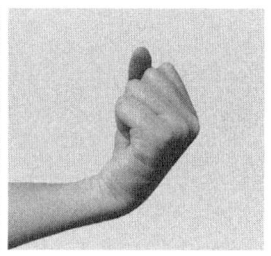

图 19-5　旋腕运动

4）屈肘运动（图 19-6）：置管后第二日做肘部屈伸运动，每次 3~5 分钟，每分钟 15 次，每日 2 次。

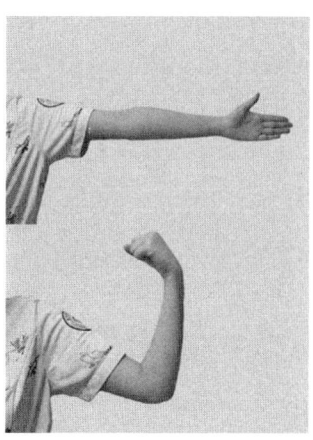

图 19-6　屈肘运动

5）上臂旋腕运动（图 19-7）：置管侧上肢缓慢上举过头顶，同时配合手腕内外旋转运动，每次 3~5 分钟，每日 2 次。

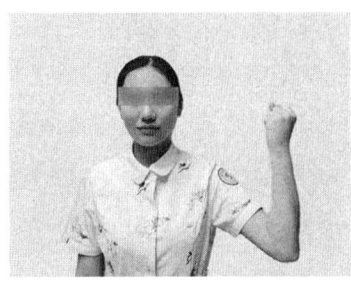
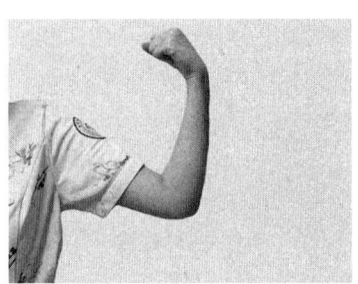

图 19-7　上臂旋腕运动

6）双手梳头运动（图 19-8）：用双手从前额向后做梳头动作，每次 3～5 分钟，每分钟 15 次，每日 2 次。

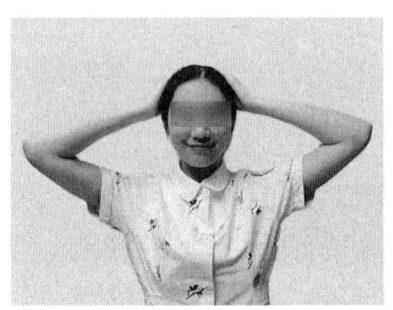

图 19-8　双手梳头运动

7）上肢环抱运动（图 19-9）：从手腕重叠开始，手掌缓慢向上呈叠瓦样进行运动，最后终止于肩部。左右交替各做 10 遍，每日 2 次。

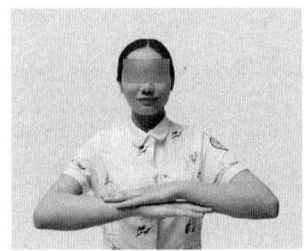
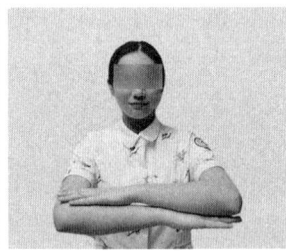
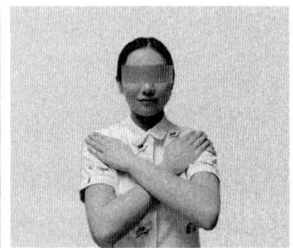

图 19-9　上肢环抱运动

四、其他居家护理

1）口服药物需按时按量服用，避免漏服，可记录每日服药情况，包括用量、时间、不良反应等。

2）药物需放置在避光、阴凉、干燥、儿童不能拿取的地方。

3）合并高血压、高血糖的肿瘤患者，关注血压、血糖变化；使用贝伐珠单抗、特瑞普利单抗等药物者，每周监测血压，有异常时可每日测量。

4）鼓励正常社交活动，情况允许可正常工作和学习，将肿瘤视为一种慢性病，调整心态，积极面对。

（何娟　葛金钰）

第二十章 安宁疗护

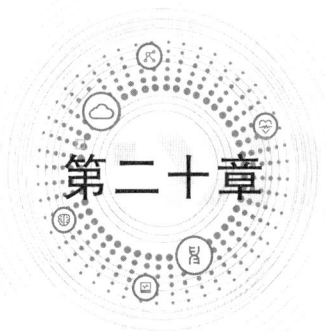

人从出生的那一刻就开始走向终点,或快或慢。如何坦然地,不带遗憾、焦虑地面对人生最后一段路程,最后有尊严地离开人世,值得每个人去思考。每个生命都是独立的个体,无论生与死都有被尊重的权利。本章节结合众多医护人员的临床经验和真实体验,根据真实案例讲述关于舒适照护、心理照护、社会支持、灵性照护、哀伤辅导等身、心、社、灵的全方位安宁疗护,让大家了解安宁疗护的理念和专业内涵,帮助有需要的家庭渡过这个特殊时期。

一、安宁疗护概述

WHO将安宁疗护定义为一种改善面临威胁生命的疾病的患者及其家属生活质量的方法,主要是通过早期识别和治疗疼痛,以及生理、心理、社会和灵性问题,预防和缓解患者的痛苦。我国《安宁疗护实践指南(试行)》对安宁疗护实践的定义是:安宁疗护实践以临终患者和家属为中心,以多学科协作模式进行,主要内容包括疼痛及其他症状控制,舒适照护,心理、精神及社会支持。对符合以下条件的患者可实施安宁疗护服务:①疾病终末期,无治疗指征；②拒绝原发疾病检查、诊断和治疗；③接受安宁疗护理念，具有安宁疗护的需求和意愿。

二、安宁疗护服务内容

安宁疗护服务内容包括症状控制、舒适照护、心理照护、社会支持、灵性照护，具体如图20-1所示。

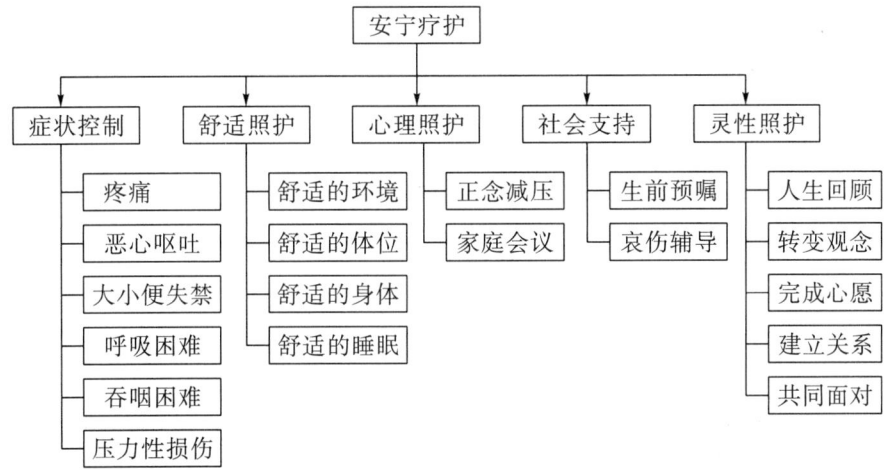

图20-1 安宁疗护服务内容

三、安宁疗护的内涵

案例1：患者、家属、医护人员共同努力。

患者颜某，男，65岁，诊断：左下肺腺癌、全身多发骨转移癌、双肺转移癌、肝转移癌、左肾上腺转移癌。颜某是一位多次在肿瘤科进行治疗的患者，当他感到生命所剩不多时，要求在医院走完生命的最后一程。入院时状态：低热，喘息明显，乏力，只能卧床，伴全身多器官功能衰竭。主要照护人为他的妻子和女儿。入院后颜某已提前交代他的愿望和治疗需求，经过医护人员与家属的全人照护，患者一个月后安然离世。

问题：在患者生命最后的阶段，医护人员、家属、患者分别能做些什么？安宁疗护如何为患者提供全人照护？

安宁疗护以患者及其家属为中心，提供身、心、社、灵的全人照护，帮助患者舒适、安详、有尊严地离世，帮助患者家属能平静地面对亲人的离世。安宁疗护的具体内涵主要体现在四道、五全、三平安三个方面。

（一）四道

四道是指道谢、道歉、道爱、道别。让患者在生命弥留之际与家属、朋友相互道谢、道歉、道爱、道别，珍惜在一起的最后时光。

（二）五全

五全主要体现在全人、全家、全程、全队、全社区照顾。

（三）三平安

三平安是指生理、心理、灵性上的平安。生理上的平安是通过症状控制、舒适照护减少病痛带给患者身体上的折磨，增加患者的舒适感；心理上的平安是通过心理干预降低患者焦虑、抑郁、恐惧的情绪，让患者获得心理上的平安；灵性是指精神，灵性上的平安即帮助患者完成未完成的心愿，解决患者精神上的需求，从而让患者获得精神上的平安。

微笑面对死亡，医护人员陪伴患者走完最后一段旅程：印象中颜叔叔特别爱干净，对自己的事很有主见，与老伴儿、女儿、女婿相处非常融洽，没有特别遗憾的事，特别牵挂的就是自己的财产能够在临走前移交给自己的女儿，还有就是能够在医院走完人生的最后一程。因此，我们能够做的就是引导患者回顾过去，与家人之间相互道谢、道歉、道爱、道别。在患者的最后一次生日，我们与家属共同为患者用蛋糕庆生，填写心愿小卡片，进行游戏互动，让患者心灵得到慰藉，让家属能够淡然面对接下来的生活，不因遗憾而后悔。

爱要怎么说出口，家庭支持陪伴：从治疗期至终末期都是颜叔叔的女儿在参与照顾，颜叔叔的女儿非常细心和孝顺，尽力满足爸爸的需求，如想吃什么、想穿什么、想睡什么牌子的床垫、想在哪里渡过自己的最后旅程，她都一一沟通，尽力满足，也会跟爸爸说小时候的事儿。父女俩会因为曾经不经意的事而道歉，也会因曾经一件感动的事而道爱。

患者道别身边的每一个人：颜叔叔的前半生一直在打拼，过得很艰辛，好不容易积累了财富，到了本该享受的时候，却生病了。经过医护人员的开导、妻女的沟通，终于放下心结，给身边的亲朋好友一一打电话道别。病情允许时给老友打电话诉说曾经的酸甜苦辣，与妻子细数这些年的幸福与苦乐。

四、舒适照护、心理照护

案例2：脆弱的身体需要细心的呵护。

患者王某，女，70岁，诊断：胃体印戒细胞癌、全身多发转移癌、恶性腹水。患者病情控制不佳再次入院，腹腔积液、肠梗阻、恶心呕吐、腹胀、腹痛明显，给予一系列治疗后，病情仍得不到有效控制。在患者意识清楚的情况下，医护人员与患者、家属进行多次深入沟通，患者表示最后想"落叶归根"，家属表示一切措施均以减轻患者痛苦为前提，并拒绝进行有创抢救。经过几周维持治疗，患者疼痛、呕吐等症状得到控制，病情相对稳定，办理出院，返回老家，一周后安详离世。

问题1：对晚期肿瘤患者如何进行舒适照护？

舒适照护是一种整体的、个性化的、创造性的、有效的照护模式，是让患者在生、心、社、灵上达到愉快的状态，注重患者的舒适感和满意度。舒适照护的内涵包括身体舒适、心理安慰、社会支持和精神安慰，原则上以预防为主，促进舒适，加强观察，发现诱因，采取措施，消除不适，建立信任，心理支持。主要包括环境舒适、体位舒适、身体舒适、睡眠舒适四个方面,见图20-2。

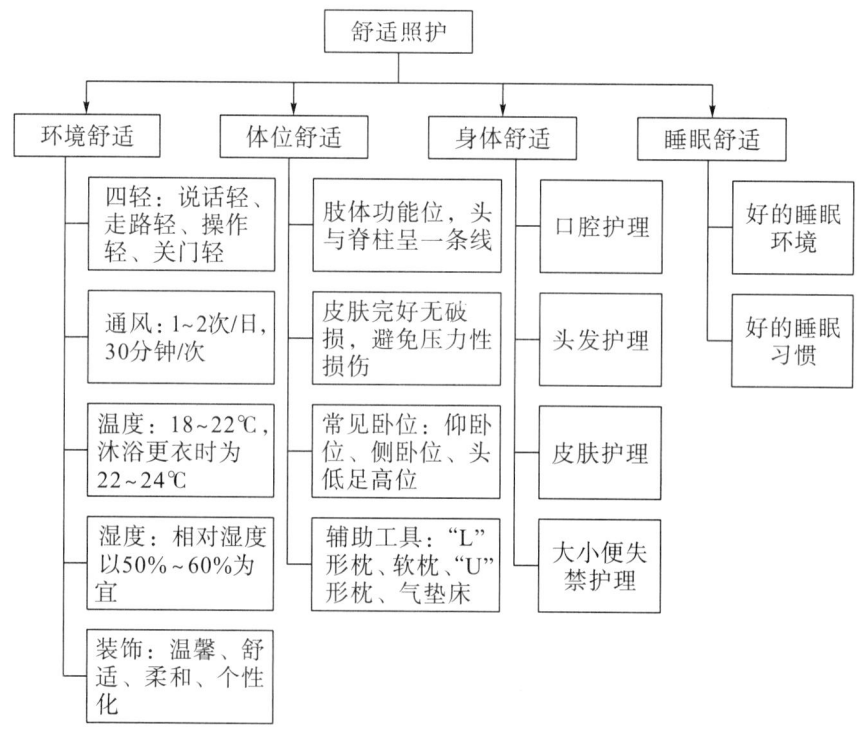

图20-2 舒适照护的内容

问题2:如何满足患者、家属的需求?

尊重患者的意愿与精神上的需求,给予心理、社会、灵性照护。由于患者王某所患疾病恶性程度高,发现时已处于晚期,且全身多处转移,病痛的折磨导致患者深陷焦虑,整日躺着病床上,紧闭双眼不爱说话。患者夫妻关系和睦,但老伴因身体不好,只能在老家休养,患者女儿在医院照顾。最开始家属对治疗的态度非常积极,女儿表示决不放弃治疗,尽最大努力进行救治;患者的想法是不愿继续治疗,想回老家与老伴儿待在一起,在亲人的陪伴下度过生命的最后时光。医护人员组织了家庭会议,对安宁疗护的理念进行讲解,经多次沟通协调后,家属遵从患者的意愿,满足了患者"落叶归根"的心愿。

心理照护是一种间断或持续性的心理干预,其帮助患者探索自我,减轻心理上的痛苦,适应角色转换和角色应对,帮助患者正确应对痛苦和心理压力。具体可以运用冥想、葡萄干练习等正念减压技术。

家庭会议是医护人员向患者及其家属传递患者疾病相关信息,评估患者及其家属的需求,讨论照护目标和照护策略,并达成共识的有效方法。家庭会议重视家庭自身具有的潜力,因此,家庭会议能够帮助患者及其家属满足社会及灵性的需求。家庭会议旨在解决家庭目前所面临的危机和困境,帮助家庭成员在患者生命终末期更好地满足患者的潜在需求,改变认知,为家庭成员提供情感及技术支持,维持患者家庭的正常运转。其内容包括病情难以控制、伦理冲突、家庭支持系统冲突、医疗计划制订、照护计划制订、临终事宜等,让患者安然地度过生命的最后时光。

五、社会支持

案例3:我的生命我做主。

朱某某,男,80岁,诊断:直肠腺癌、腹膜及双肺等多器官转移,肿瘤终末期,病情加重出现小肠低位梗阻、呼吸困难等。患者与家属理解疾病终末期不可逆转。患者在医护人员、家属的见证下,立下生前预嘱,签订拒绝或放弃医学治疗告知书,放弃气管切开、呼吸机辅助呼吸、电除颤、胸外心脏按压等抢救措施,仅靠药物维持生命。患者的心愿是在病房平静地渡过生命的最后一个阶段,在过完80岁生日后3周,患者安然走完一生。

问题1:案例中提到的生前预嘱是什么呢?

生前预嘱是指在不可治愈的疾病终末期或临终时,患者在意识清楚的前提下,签订的关于"临终决定权"的相关文件。患者可以通过填写生前预嘱,根据自己的意愿在临终前决定是否放弃使用心肺复苏、鼻饲、呼吸机等生命支持系统,最大限度地帮助患者追求生命质量与尊严。在我国使用的生前预嘱文本是《我的五个愿望》,这也是全世界使用最广的生前预嘱文本。

第一个愿望:我要或不要什么医疗服务。如我不要疼痛,即使镇痛药会影响我的意识和呼吸,也希望医生能按镇痛原则予以足够的药物控制和缓解我的疼痛，出现任何与我生命、伦理有关的事件与医疗无关。

第二个愿望：我希望使用或不使用生命支持治疗。如使用或不使用胸外心脏按压、使用或不使用呼吸机等。

第三个愿望：我希望别人怎样对待我。如我希望在家里去世，我希望离世时家人都陪在我身边，我希望最后能穿上喜欢的衣物等。

第四个愿望：我想让我的家人和朋友知道什么。例如，我希望走后我的亲朋好友能尽快步入生活的正轨，我希望我的丧事从简，我希望我的骨灰撒向大海。

第五个愿望：我希望谁帮助我。选一个在我不能为自己做决定时可以帮助我的人，一般为配偶或直系亲属。

值得注意的是，生前预嘱不是安乐死，不属于放弃治疗也不违背医学伦理和专业立场，所有生前预嘱都是可以随时修改更新的。

问题2：生前预嘱等同于遗嘱吗？

生前预嘱不等同于遗嘱。遗嘱是按照法律规定的方式对其遗产或其他事务所做的个人处理，包含遗产分配和遗赠等事项。生前预嘱是患者在临终前为自己的生命权和决定权做出的抉择。

六、灵性照护

案例4：家人带着共同美好愿望，好好生活下去。

患者唐某某，男性，36岁，诊断：腹腔广泛性肿瘤，恶性腹腔积液。发现时已到了晚期，无法进行手术；离异，育有一女，母亲健在，父亲已去世，生病期间主要照护者是其女朋友，母亲因平时较忙，偶尔来照顾。患者母亲是一位雷厉风行、非常干练的女性，在治疗早期是非常积极的，但是随着治疗效果不佳，患者生命进入倒计时，患者母亲逐渐意识到一味地追求延续生命，还不如减轻患者痛苦，每次对症处理症状得到缓解控制后，都接患者回家短暂休养。一次治疗期间，正好是患者36岁生日，也是他人生最后一次生日。病区组织了一场生日活动，通过前期了解到患者及其母亲的心愿，选择了一款造型别致的蛋糕，患者希望家里生意顺利，让母亲和女儿能够有生活保障。当天患者母亲、女儿、女朋友，医院主管医生、护士长、责任护士都参与了生日活动，患者在蛋糕前为家人许下一个美好的愿望。一个月后，患者再次入院，在单间病房安然离世。

问题：在生命弥留之际，应该如何帮助患者及其家属渡过痛苦期呢？

灵性，指精神，在哲学上被定义为过去事与物的记录及此记录的重演。一个人的灵性与他的世界观、人生观、价值观及所处的环境和人生的阅历紧密相关。那灵性具体指什么？有人离世后希望"落叶归根"，回老家安葬；有人希望自己离世后能把骨灰撒向大海；一位彝族老爷爷希望离世后能按照彝族的风俗进行殡葬；有人希望在离世前为自己举办一场追悼会；这些都属于灵性需求，每个人的灵性需求的层次和强度都不同，但只要能让人内心得到安宁就是对灵性需求的满足。

灵性照护是医护人员通过帮助患者满足灵性需求，解决患者灵性痛苦的照护方法。灵性照护的内容较为广泛，包括肯定患者存在的价值或人生的意义，对患者信念的尊重，对患者尊严的维护，满足患者对家庭和社会的需要，满足患者自我价值实现的需要，协助患者完成以前想做而未完成的事情（在合理合法、身体状况允许的情况下）。在患者生命即将到达终点的时候，帮助患者探索生命的意义，将生命的片段拼凑成完整的图案，让他的生命变得完整。灵性照护的具体内容见图20-3。

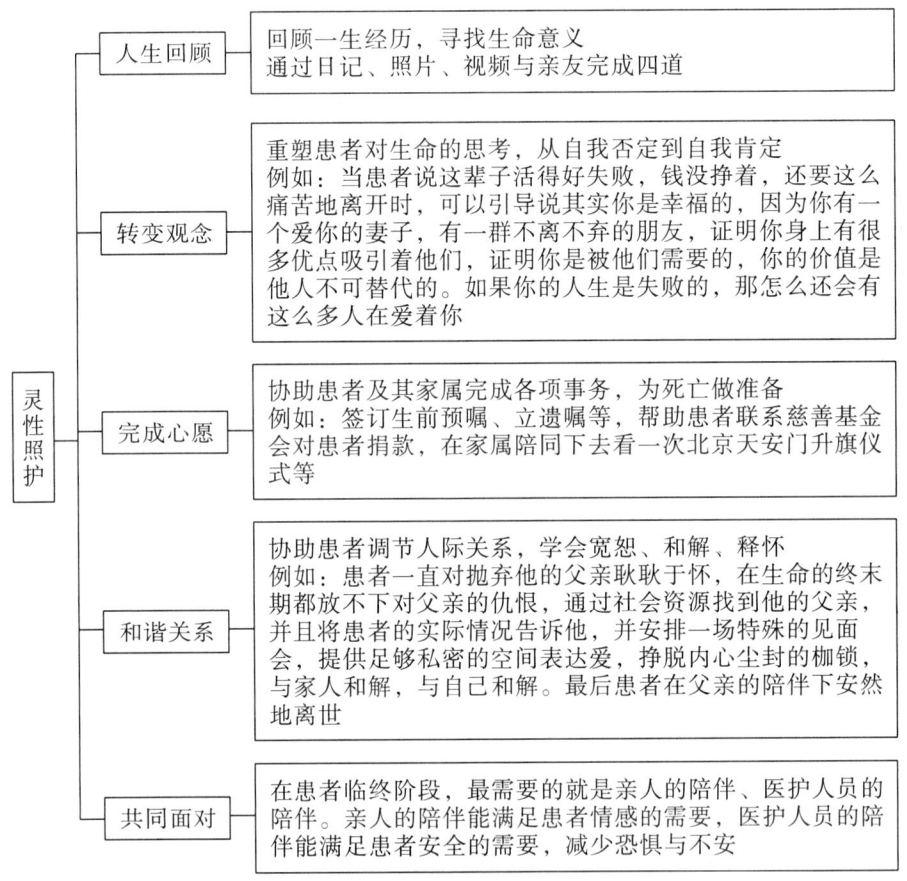

图 20-3 灵性照护的具体内容

七、哀伤辅导

当患者进入临终阶段时，患者家属会提前进入预期性哀伤，这也是居丧者哀伤经历的开始。这一阶段需要专业人员引导家属与患者进行道爱、道别、道歉，避免在患者突然离世后让家属留下遗憾。这样的遗憾会让亲属一生都无法释怀，陷入持续性哀伤；个别甚至可能会做出自残、自杀等极端行为。医护人员应为家属提供情绪支持，如拥抱、倾听、陪伴等，解决患者与家属间的矛盾和冲突，鼓励患者及其家属表达情绪和情感，寻求支持系统来解决问题。

在患者濒死期，医护人员（专门从事安宁疗护）需要做的是：
1）告知家属患者即将死亡的消息。
2）通知亲属快速赶到。
3）给亲属提供时间和空间给予患者最后的陪伴。
4）指导家属提前做一些准备，包括遗体的准备、联系殡仪馆等。

在上述案例2中，家属决定办理出院时，责任护士留下联系方式方便家属沟通，进行哀伤辅导。在患者过世后，患者家属发信息说母亲拉着父亲的手微笑着安详地离世，并且希望父亲以后能与她葬在一起，这样她就不孤单。家属说她会把妈妈交给她的任务完成，同时也感谢医护人员没让她的人生留下遗憾，这是对安宁疗护工作者极大的肯定。安宁疗护的目标是协助患者及其家属获得最佳的生活质量。

人生是一段漫长的旅程，是一趟不能往返的单程列车，无论沿途有多么美丽的风景，无论需要历经多少沧桑变幻，都一去不返。我们的肉体终究会枯萎消失，我们的身体终将要归于尘土。人生无论长与短，无论完美与遗憾，总要学会放下所有。在最后的时光做点什么证明曾经来过，或是带着回忆去写诗，或是拉着曾经的过往住进梦里，感悟人生的意义，为生命画上句号。

（蒋红梅　张婷　何娟）

第二十一章 死亡教育

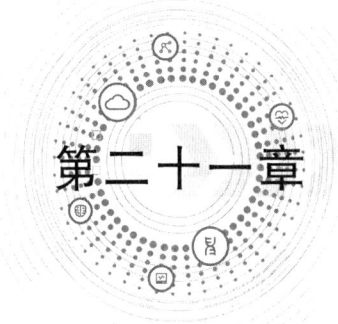

恶性肿瘤是对人类威胁较大的一类疾病，21世纪，在大部分国家恶性肿瘤可能超过心血管疾病，成为导致过早死亡的最主要原因。2020年，我国恶性肿瘤相关死亡人数约为240万。

恶性肿瘤患者死亡率的增高不可避免会带来死亡相关的问题。

对恶性肿瘤患者的调查显示，20%~50%的恶性肿瘤患者会出现抑郁、焦虑等心理及情绪问题。而随着疾病的进展，不少患者不仅要面临疾病对身体的折磨，还长期存在对疾病的不可知、不可控、疑惑、未知、回避等状态，这些导致患者存在或多或少的心理方面的问题，如焦虑、抑郁、悲伤、恐惧等负面情绪。尤其是在面临死亡威胁的时候，晚期恶性肿瘤患者焦虑和抑郁的患病率更高，研究估计高达50%~70%的晚期恶性肿瘤患者会出现焦虑和抑郁等。这些症状会对恶性肿瘤患者的生活质量及其应对恶性肿瘤带来的身体、心理和实际挑战的能力产生重大影响。

与晚期恶性肿瘤相关的死亡教育是安宁疗护服务的重要一环。

死亡在医学、哲学、社会学等领域有着不同的含义。在医学上，死亡是一种生物学现象，人的死亡意味着人的呼吸、心跳停止，器官功能活动不可逆地、永久性地终止，人作为生物有机体的生命的结束。

人从出生那一刻起，就在走向死亡，生命就是由生到死的过程。如果说出生是人生的起点，死亡就是人生的终点。所以，哲学家马丁·海德格尔（Martin Heidegger）说过，每个人都是在向死而生。

患者有权知道自己的医疗状况。对于慢性病终末期如恶性肿瘤晚期的患者，医生也多选择坦白告知患者即将死亡的消息。相较于以往，如今人们对死亡有了更开放的讨论，有更多关于这一话题的书籍，有更多以此为主题的电影，以及更多的医学发现。

这使得人们在等待死亡的过程中，期望对死亡有更多了解和思考，并使得追求一定程度上的有尊严地离世成为一种可能。

死亡是一个怎样的过程？如何面对死亡？

对死亡最强烈的恐惧表现在对离开的恐惧、对死亡过程的恐惧和对未知因素的恐惧。如何在生命终末期给予患者适当的医学人文关怀，提高患者生活质量和死亡质量？死亡教育提供了一条值得探索的路径。

一、死亡教育的起源与发展

死亡教育从字面上理解，是针对死亡这个特殊的主题对人们进行的系列教育。它包括对人类生命周期、生存、生死健康、传统和文化、对死亡的看法等方面的教育，让人们更了解生命的过程，更好地理解死亡是生命的重要组成部分，促进其思考如何在活着的时候提高生命质量，在面临死亡威胁时坦然对待死亡事件，以积极的心态接受生命过程，并能够更好地为自己和他人提供支持和关怀，更有效地应对死亡带来的挑战。

死亡教育的产生源于人们对于死亡的不断探索和思考，以及对生命和生死问题的持续关注。19世纪末，随着人们对心理学、哲学和宗教的探索的深入，对死亡教育的关注也开始增加。

死亡教育的提出，可以追溯到20世纪初。1908年，美国心理学家斯坦利·霍尔（Stanley Hall）在他的著作《青春期》中提到，应该在学校里教授有关死亡的知识，以帮助学生更好地理解和应对死亡。

美国是最早开展死亡教育的国家，美国的死亡教育课程涉及各年龄段及教育层次的人群。

20世纪70年代以来，临终关怀理念得到了极大的发展，死亡教育作为临终关怀的重要组成部分，其发展取得了显著进步。英国帝国理工学院在20世纪70年代成立了世界上首个死亡教育机构，面向民众在全社会范围开设远程死亡教育课程。

从社会大众，到医学院校学生、医护人员，再到面临死亡的患者及其家属，死亡教育正在受到越来越多的重视。研究显示，美国医学院的死亡教育课程数量急剧增加。1975年，美国只有少数医学院开设死亡教育课程。2015年，美国大多数医学院都将死亡教育纳入课程。与1975年相比，如今美国的医学院提供了更多关于死亡、丧亲的独立课程。2000年，43%的医学院对医学生提供临终患者访视实践活动。2015年，提供此类实践活动的医学院比例达到了75%，90%的医学生都参与其中。

在英国，1968年关于本科医学教育的托德报告（Todd report）中没有提到关于濒死和死亡的教学，直到1980年，威尔克斯报告（Wilkes report）才建议在英国的本科医学培训中纳入临终相关内容。英国和爱尔兰的姑息治疗医学协会后来于1993年制定了相关课程。一项对英国医学院的研究显示，填写问卷的所有英国医学院都提供了死亡和丧亲相关课程，而且教学课时数有增加，由2000年报告的平均20小时增加到2013年的平均27小时；2000年和2013年分别有13所和20所医学院将死亡和临终教育作为单独的课程。英国医学总会（The General Medical Council，GMC）指出，医学生应该接受全面的死亡教育，作为他们整体医学教育的一部分，包括了解死亡是什么，以及它是如何发生的，生命的最后阶段可能发生的心理和生理变化。医学生应接受如何与患者及其家属谈论死亡、开展临终护理，以及如何提供情感支持、有效沟通技巧的训练，还应该了解安宁疗护可能出现的伦理和法律问题。

韩国的一项研究使用DACUM分析法，采取多学科各领域专家的建议制定和实施公众死亡教育课程，对得到的死亡教育任务模型进行了验证，将重要性和难度超过参考值的27项项目，确定为重要的死亡教育项目。研究发现，在公众死亡教育中，"我想要什么样的有意义的生活""对死亡的恐惧"和"死亡教育的需要"这三个项目，对发现生命的意义、消除对死亡的恐惧是非常重要的。

日本在20世纪80年代就成立了死亡教育与哀伤辅导协会，并在多个城市设立了分会。该协会的主要目标是提供死亡教育，改善临终护理，并通过临终关怀提供哀伤教育、哀伤咨询和丧亲支持，具体形式多样，包括以不同宗教形式举行的追悼仪式和音乐疗法等，还有各种关于死亡教育的分享活动，如让面临威胁生命疾病的患者分享自己的经验，帮助医生和护士更好地了解一个无法治愈疾病患者的痛苦、需求和复杂的情绪，同时患者本人从这种活动中体会到价值感而获得快乐；又如让失去亲人的家属讲述其丧亲经历，使听众在报告中有某种收获而获得分享的意义。

二、我国死亡教育现状

在我国，因为受儒家传统文化影响，人们往往对生寄予厚望，期待活得更好，热衷于讨论如何活得更久、更好，而忌讳谈论死亡。以死亡为主题的话题常常被人所避讳和抵触。

大部分公众意识中，恶性肿瘤这类恶性疾病是绝症。患者知晓诊断后，会加重心理负担。患者家属更倾向于选择对患者本人隐瞒病情和报喜不报忧。多数情况下，初诊恶性肿瘤时，患者家属会要求医护人员保密，而肿瘤患者自身，出于自我隐私保护、病耻感和心理恐惧等原因，在非必要情况下不愿谈论病情，更难以接受死亡的到来。对于重病患者，我们更习惯及倾向于鼓励、激励患者战胜疾病，与疾病顽强斗争，除非万不得已，患者本人及家属都比较回避死亡话题。而医护人员担心和患者主动谈起此类话题会加重患者恐慌和造成医患矛盾。另外，医护人员自身对死亡教育认识不足，也存在缺乏与患者及其家属就死亡这一话题进行沟通的技巧训练。

我国肿瘤患者相关的死亡教育对象主要是医学生、医护人员、患者照护者及家属。针对肿瘤患者及其家属，国内多项研究在死亡教育方面进行了不同尝试。李永红等在晚期恶性肿瘤患者住院治疗期间给予家属死亡教育，包括与患者家属沟通，提供精神支持，教会其调节自我负性情绪的常用方法，帮助其解决具体存在的困难；进行疾病知识讲座，讲授恶性肿瘤及死亡的相关知识、治疗不良反应的预防及症状护理、晚期恶性肿瘤患者及其家属的心理反应及护理、临终关怀知识及理念、死亡教育的意义及其发展、丧亲者的应对措施及护理等内容。研究发现，给患者家属开展死亡教育能帮助他们适应患者的病情变化和死亡，使其能更好地照顾、支持晚期恶性肿瘤患者，缩短哀伤过程，降低哀伤程度，提高生活质量，并顺利度过居丧期。余彩玲等对于晚期恶性肿瘤患者家属采取一对一谈话、书面信息采集的形式，明确患者家属的心理状态并进行针对性心理辅导。研究发现，死亡教育联合人文护理可缓解晚期恶性肿瘤患者家属负性情绪及心理应激状态，有助于提高患者家属的生活质量。孙婷婷等对晚期恶性肿瘤患者实施基于叙事理论的死亡教育，引导患者情绪，解构患者体验，对患者负性情绪及时给予心理干预，让患者感受到自身存在有价值、有意义。研究发现，基于叙事理论的死亡教育能够改善晚期恶性肿瘤患者面对死亡的态度和焦虑、抑郁情绪，降低其失志感和病耻感水平。周晓丰等以引导、解说、启发、鼓励、暗示等形式与患者进行积极沟通；利用宣传册、电视、讲座等方式对患者进行死亡教育，引导患者进行生命过程回顾并从中发现生命意义，从而降低患者对死亡的恐惧，减轻其忧虑和紧张程度；指导患者学会处理自我失落感和获取积极的自我评价，使患者认识到生与死是每个生命的必经过程，为患者讲解疾病原理、药物控制；当患者过分担忧时，分散患者注意力，鼓励其结伴交谈或参加力所能及的活动，培养自己的兴趣爱好，以改善生活质量。结果表明，基于生命意义角度的死亡教育有助于改善患者紧张、愤怒及慌乱等负性情绪，使患者能够乐观地面对死亡，提高患者的心理承受力和幸福感。郦杭婷等对我国研究者对恶性肿瘤患者实施死亡教育的随机对照试验进行了系统评价，他们纳入 7 个随机对照试验，共 775 例患者，证实对恶性肿瘤患者实施死亡教育可以缓解患者的焦虑。

三、死亡教育的内容

由于宗教信仰和风俗习惯等的不同，不同国家和地区对于肿瘤患者及其家属死亡教育的具体内容各有不同。肿瘤患者及其家属死亡教育的具体内容将根据患者及其家属的个人需要和目标，以及社区可利用资源和支持服务而个性化制订。但总体上可围绕以下内容进行。

1）沟通疾病相关信息：对肿瘤的类型和阶段、可用的治疗方案及治疗可能产生的不良反应展开讨论，包括有关肿瘤进展的信息及随着疾病进展的预期结果。

2）症状管理相关信息：如如何管理晚期症状，如疼痛、恶心和疲劳等。

3）应对情绪和精神问题：如如何应对处理焦虑、抑郁、哀伤和对肿瘤诊断的其他情绪反应，探索精神信仰和价值观。

4）获得医疗相关信息，与医疗提供者沟通安宁疗护服务，包括如何获得安宁疗护服务及其如何进行临终决策、如何与医疗提供者有效沟通信息。

5）预立医疗照护计划，包括关于治疗目标、临终护理选择及如何做出护理决定的讨论。

6）为临终做准备，包括关于临终关怀的选择、后事处理安排等。

> **知识拓展：预立医疗照护计划**
>
> 预立医疗照护计划（advance care planning，ACP）是指患者在意识清楚、未丧失决策能力之前，在了解病情预后和临终救护措施等信息后，与家属、医护人员一起讨论未来医疗和护理偏好的过程。该过程涉及患者的个人信仰、价值观和照护目标。预立医疗照护计划有助于确保患者在因病情发展无法自己做出决定时，获得符合其价值观和愿望的医疗照护。
>
> 预立医疗照护计划的内容：①生前预嘱或预立医疗指示（advance directives），表达患者的个人意愿，尤其是否使用生命支持系统。②医疗永久授权书（medical durable power of attorney）。③生命支持系统医嘱文件（physician orders for life sustaining treatment）。

总的来说，死亡教育在我国的开展除了需要适合我国的文化和国情，还需要进行更多的探索实践。只有全社会不再排斥并重视死亡这个话题，才有利于在实践中找到更好的死亡教育方法、提高生命终末期患者的死亡质量。

（梅朝蓉）

第二十二章 肿瘤防治与科普

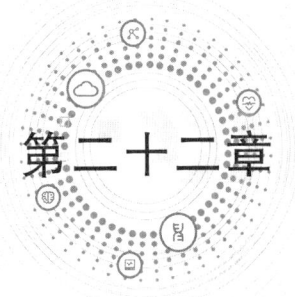

一、肿瘤防治——赢在"三早"

恶性肿瘤是严重危害人民生命健康的重大疾病之一。2022年政府工作报告提出,"坚持预防为主,加强健康教育和健康管理,深入推进健康中国行动。逐步提高心脑血管病、癌症等慢性病和肺结核、肝炎等传染病防治服务保障水平"。来自国家癌症中心的数据显示,恶性肿瘤已成为我国居民第一大死因,每年恶性肿瘤的医疗费用支出超过2200亿。恶性肿瘤早发现、早诊断、早治疗(三早)是全世界公认的降低恶性肿瘤发病率和死亡率的有效路径,也是最经济和最有效的健康策略。

科普一:到底是不是肿瘤?明确诊断很重要。

"医生,我咳了1个月了,会不会咳成肺癌?""医生,我摸到手臂有个硬结,是肿瘤吗?""医生,我老是拉肚子,不会肠道有肿瘤吧?"上面这些话是肿瘤科医生门诊时常听到的,大众对于肿瘤的恐惧具有普遍性。在日常接触患者或者在门诊时,常常有因无意摸到身体有包块前来就诊的患者,年龄从十多岁到七八十岁,加之目前网络平台的发展,一些非专业的网络信息容易引起误解。为此，正确了解肿瘤危险信号，防患于未然是非常有必要的。

那医学上恶性肿瘤十大危险信号到底有哪些呢？

1）身体浅表部位出现异常肿块。身体浅表部位若出现各类软组织隆起，如颈部出现肿块，皮肤或黏膜出现经久不愈的溃疡，都有可能是肿瘤的表现。

2）突然变深长大的"痣"或疣。伴随身体多年未变的"痣"或疣突然颜色变深、范围变大，出现表面破溃出血、瘙痒、压痛等，要警惕黑色素瘤的可能。

3）吞咽不适感。吃干食时咽下受阻，出现哽噎、打嗝，或进食后胸骨后有疼痛、烧灼感，可能与早期食管癌有关。

4）食欲越来越差。很多消化道肿瘤患者在患病初期会出现持续性消化不良和食欲减退等，大多被误认为胃炎，反复治疗无效才想到做胃肠镜检查，但为时已晚。

5）排便习惯和（或）性状改变。大便突然次数变多，或者本来规律的排便习惯发生改变，大便变细、不成形，或出现血便（晚期伴有恶臭），有可能是肠癌的表现。还需注意的是，很多人便血会被当作痔疮误治，肠癌多排暗红色血便，有时伴有坏死物质，而痔疮排便出血多为鲜血。

6）声音嘶哑。喉癌、下咽癌及其他肿瘤转移侵犯喉返神经，都会引起声音嘶哑，经久不愈。长久性声音嘶哑、干咳、痰中带血要警惕肺癌的可能。

7）鼻涕带血。鼻涕回吸时带血、听力减退、耳鸣、鼻塞等症状有可能是鼻咽癌导致的，晚期患者可能出现头痛。

8）阴道出血。非月经期出现不规则的阴道出血，或者是停经后出血，以及夫妻同房或妇科检查时出血等都是比较典型的妇科肿瘤表现。

9）无痛性血尿，排尿不畅。70%的肾癌患者会出现无痛性血尿，而膀胱癌患者出现该症状的概率则为75%。40岁以上的人出现无痛性间断血尿时，应排除泌尿道恶性肿瘤。

10）不明原因的发热、乏力、进行性体重减轻。除了恶性淋巴瘤，恶性肿瘤初期很少发热，但到了中晚期常伴有中低度热。此外，肿瘤是消耗性疾病，其消耗的糖类、蛋白质远远大于机体合成量，患者会出现乏力、进行性体重减轻等表现。

科普二：防癌的路，你走对了吗？

很多人都混淆了防癌体检和健康体检，这其实是两个概念。不少人认为，"每年都在体检，就是为了及早发现癌症"，其实这个说法是不对的。防癌体检的目的是在"健康"人群中发现早期或没有症状的肿瘤患者，或在出现临床症状前，或在肿瘤细胞发生浸润前，借助各种检查手段将其查出。肿瘤早期诊断对从业人员的专业诊断能力、危险因素评估，以及对各项检查指标的综合分析能力的要求越来越高。因此，防癌体检已成为一种专业化体检，并越来越显示出其独立性和重要性。大家在日常生活中接触的健康体检，往往更注重常规检查项目的全面性，筛检手段相对简单，并不一定包含针对某一特定肿瘤的专项检查，即使所含项目包括一些肿瘤筛查项目，但其检查的深度和明确诊断的作用还有待加强。所以，如果是为了筛查肿瘤，还要加入有针对性的项目。

在防癌宣传活动中，我们也统计了国内外防癌体检情况。在美国，20岁以上每年体检一次，40岁以上半年体检一次，20岁以上每年进行一次乳房和骨盆专业检查。而我国目前自觉进行防癌体检的人群数目还非常少，健康人群开展健康体检的观念还比较淡薄，大部分人也还没有意识到防癌体检的重要性。

其实肿瘤并不是一蹴而就形成的，很多肿瘤发生、发展过程包括癌前病变、原位癌和浸润癌，从正常细胞发展到肿瘤细胞需要十几年的时间。为什么很多肿瘤一发现就是晚期？患者的两种消极心理状态在其中发挥了很大作用：第一，"讳疾忌医"，小病拖成癌。不少人都有讳疾忌医的心理，总觉得自己得的是小病，不愿意去医院看医生，结果小病拖成了癌；还有的患者轻信偏方，自己乱用药物，不仅耽误了治疗，还可能会加重病情。第二，恐惧肿瘤治疗，一提到放疗、化疗就害怕、担心。加上不少肿瘤的早期症状与普通疾病症状相似，容易被忽视，自然肿瘤被发现的时机就被延误了。由此可以看出，人们对疾病的认知有偏差，从根本上还是对肿瘤的防治认识不足，加上对肿瘤治疗的恐惧和抗拒，使得本可以及早发现和处理的问题被拖延，导致错过最佳治疗时间。

防癌体检具体可以做哪些项目呢？我们对于防癌体检也进行总结，常见肿瘤筛查项目如表22-1所示。

表 22-1 常见肿瘤筛查项目

肿瘤	年龄	相关病史	实验室检查	影像学检查
肺癌	50 岁以上	肺癌家族史、吸烟史、咳嗽、胸痛、痰中带血、长期低热等	NSE、CYFRA21-1、CEA、SCC 及 ProGRP	肺部低剂量 CT
乳腺癌	35 岁以上	乳腺癌家族史、乳腺疾病史、婚育史、月经史、乳房胀痛（与月经周期无关）、乳头异常分泌物等	CA-153、CA-125、CEA	乳腺超声、乳腺钼靶
宫颈癌	21 岁以上（女性）	宫颈癌家族史、月经史、生育史、不洁性生活史、白带异常、阴道出血等	CA-153、CA-125、CEA	妇科超声、宫颈液基活检
结直肠癌	50 岁以上	结直肠癌家族史、慢性结肠炎及肠息肉病史，下腹痛、便血、黏液便、大便频次异常等	CEA CA-199、CA-242	肛诊、大便潜血、结肠镜、气钡双重造影
胃癌	50 岁以上	胃癌家族史，胃溃疡、胃肠息肉病史等，腹痛、腹泻、消瘦、柏油便等	CA72-4、CEA；幽门螺杆菌检查、胃蛋白酶及胃泌素测定等	胃镜检查、气钡双重造影
前列腺癌	45 岁以上（男性）	前列腺癌家族史、慢性炎症史，反复尿频、尿急及血尿等	PSA 和 fPSA	前列腺触诊、前列腺超声

科普三：强强联合，合力抗癌才是出路。

医学发展到现在，肿瘤治疗的方法和手段越来越多，如手术、化疗、放疗、靶向治疗和免疫治疗等。但肿瘤患者的情况千差万别，肿瘤病情复杂多样，单用一个方法去解决，容易引起治疗欠缺，但联合多个方法又担心治疗过度。多学科协作诊治，找到个性化"量体裁衣"的治疗方法，才能实现治疗最优化。要想实现整合医学，不能只靠某一科医生、护士"单打独斗"，需要将医学各领域的先进技术和临床有效的实践经验加以有机整合，并根据社会、环境、心理等因素加以修正、调整，最终形成有益于健康促进和疾病防治的新的医学知识体系。

科普四：人文视角下，用温柔的双眼看肿瘤患者。

肿瘤是一种慢性病的理念逐渐被人们接受，而肿瘤预防也日益受到人们的重视。在这背后，是人们对肿瘤的认知与文化水平的提升。疾病本身会给患者带来痛苦，而在治疗过程中，医护人员及患者的照护者也会目睹患者承受苦难，这是一种生理与心理的双重折磨。因此，强调早发现、早诊断、早治疗的观念至关重要。这不仅是对肿瘤的理性认识，更是在心理上的理性接纳和行动上的科学应对。

一位具备丰富人文情怀和素养、知识面广、兴趣爱好多样、沟通能力强的医生，在医疗实践中往往更受患者的欢迎和信任。美国医生特鲁多在他的墓志铭中总结了自己的一生，可以看作对医生和医学职责的简洁概括：偶尔治愈，经常帮助，总是安慰。这句话指引着一代又一代的医生，激励他们不断追求自己的职业理想。

随着人们对早期预防重要性的认识加深，防癌体检的重要性也日益凸显。通过普及防癌体检的知识，帮助更多人了解并接受肿瘤，医务工作者实际上是在为人群提供更多的医疗关怀。

二、肿瘤科普——肿瘤防治的"羽翼"

随着肿瘤新发病例数的逐年增加，肿瘤科普成为提高大众健康素养、降低肿瘤发病率的重要举措，其目的是让普通人群提高对肿瘤诊治的认知水平，成为自己的防肿瘤健康卫士。据统计，2020年全球肿瘤新发病例为1930万，死亡病例为1100万，预计2030—2040年，全球新发肿瘤病例数将会进一步增加。所以，肿瘤预防至关重要。

《"健康中国2030"规划纲要》指出，应积极建设和规范健康栏目，利用新媒体拓展健康教育，提高全民健康素养。《健康中国行动（2019—2030年）》强调，三级医院要组建健康科普队伍，制订健康科普工作计划，建设微博-微信-新媒体健康科普平台，构建健康科普知识发布和传播机制。为响应国家政策，医院需承担相应的社会责任，通过多种途径采取肿瘤防治科普行动，以促进健康科普事业的发展。

（一）科普平台：融媒体

融媒体把广播、电视、报纸等不同媒体的优势在人力、内容、宣传等方面进行全面整合，实现资源通融、内容兼融、宣传互融、利益共融。在互联网普及率达 79.4% 左右的背景下，融媒体依托互联网，融合主流媒体与自媒体平台优势，打造专属的科普传播链，实现资源融合的最大化，打通了科普传播的全流程。通过整合卫生行业和媒体资源，汇聚健康科普宣传、扩大受众覆盖面，能帮助人群更快地掌握相关知识后采取恰当的防癌措施，掌握肿瘤早期信号，争取早发现、早诊断、早治疗。

如何探索一条特色鲜明又容易为大众接受的科普途径呢？我们在防癌科普上一直在进行探索与思考。下面，我们以宫颈癌的科普活动为例进行介绍。

众所周知，宫颈癌除发病率逐年增高外，年轻化趋势也变得明显。针对宫颈癌预防中的 HPV 疫苗接种问题进行宣传显得十分必要。因此，我们制作了"宫颈癌防治与 HPV"的科普宣传视频。除加入情景外，医生用生动、诙谐、幽默的语言结合自编的顺口溜进行科普，既有筛查内容，又有 HPV 疫苗的专业知识，拉近了医生与患者的距离，也增加了人们对宫颈癌的认知，使肿瘤科普与人文关怀恰如其分地结合起来，医学科普变得有人情味、有温度。

顺口溜（作者：刘朝敏　任涛）：

宫颈癌症不用烦，早诊早治保平安。
25 岁是个点，癌症筛查重在检。
HPV 很关键，16/18（16 和 18 亚型）很危险。
美好生活才开始，疫苗接种筑防线。

（二）以医院为背景的科普专家团队建设

医院人员构成多样且有专业知识背景，其包括医生、护士、医技人员、心理治疗师、营养师等。在医院层面组建科普专家团队，根据每位专家的专业方向组建科普小分队，实现人员配置的专业化和多学科合作，更容易得到群众的认可和接受。

（三）科普成果转化

在科研方面，目前国家已加大对肿瘤科普的经费投入，支持各个层面的科普课题及成果转化，各肿瘤专业杂志也陆续开办肿瘤科普专栏，发表肿瘤科普文章。各省市区举办的科普大赛逐渐增多，使得肿瘤科普宣传形式及成果展示呈多元化。国家卫健委提出将健康科普纳入医护人员职称考核体系中，多样化的激励政策，使得肿瘤科普出现良性竞争，并且凝聚成了专业性较高的肿瘤防治医护团队，避免了肿瘤科普领域出现鱼龙混杂的局面。

（四）人文与科普

科普与人文的结合，是现代医疗发展的趋势之一，因为它不仅代表了医学的高度，也体现了人性的温度。目前，科普与人文结合的方式多种多样，不同的创作团队运用网络平台、漫画、影视的方式着眼于群众最关心的医学问题进行科普。我们看到越来越多的原创动画医学科普视频，将人文关怀融入医学科普，将晦涩的医学知识融入动画，生动形象，降低理解的门槛，提供更直接、更实在的健康素养提升渠道，积极实施解决群众疑难医学问题的中长期行动，解决受众"急难愁盼"的医学问题。

医学科普主要普及一些医学方面的知识，其中叙事医学是医学和人文结合的一种主要方式，它的文字拥有另外一种力量。

目前很多医生都在借助网络平台宣传肿瘤科普知识，内容涉及人们关注的医学常识及热点问题，对于较难理解的医学知识，不少医生还将其融入儿歌、顺口溜、漫画等，增加内容的趣味性。例如，对于肿瘤患者化疗相关恶心呕吐（CINV），我们加入本地群众熟知的地方文化特色和美食，并通过漫画的方式表达，形式新颖，患者接受度高，达到了科普推广的目的，并在四川省医院协会2022年度医院党建与文化建设优秀案例征集作品的活动中获得优秀案例奖。

医学科普的道路还很长，它对于人群的影响是漫长的。只有通过国家相应政策、医疗发展方向的引导，让医学科普逐渐成为医疗发展的主流，让越来越多的医疗专业人士参与其中，才能让医学科普的内容及影响更深远。

（刘朝敏　李湘）

第二十三章 肿瘤的多学科协作诊疗

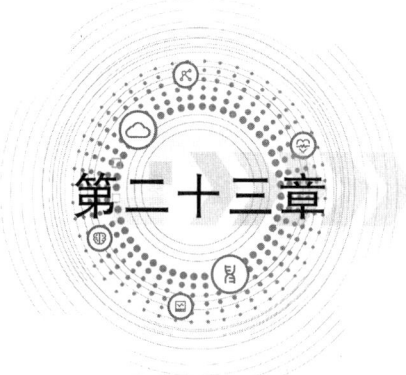

肿瘤诊疗往往是一个系统又漫长的过程，单一治疗手段局限性较大，需要肿瘤内科、肿瘤外科、放射科、放疗科、呼吸内科、介入科、麻醉科、营养科、心理科等多个领域的专家共同参与肿瘤患者的管理工作。多学科协作诊治（multi-disciplinary treatment，MDT）是一种有助于争取最佳疗效的医疗决策模式。近年来，随着分子诊断技术的发展，对肿瘤异质性行为的认识加深，肿瘤治疗策略逐渐摆脱千篇一律的模式，需要充分利用现有的医学技术多学科协作，以制订精准又个体化的治疗方案，实现最佳疗效。

20世纪80年代开始，医学模式由"生物"医学模式向"生物—心理—社会"医学模式转变，临床肿瘤学也发生了深刻的变化。随着对肿瘤本质认识的不断深入，介入治疗、生物治疗等肿瘤治疗方法的增多，特别是循证医学理念的强势介入，国内外医学界都意识到经验医学主导下的单一治疗手段如手术、化疗、放疗，对恶性肿瘤治疗均存在不足。而简单地叠加多种治疗手段，可能给患者带来的并非是疗效的提高，反而是生存时间的缩短或生活质量的下降。20世纪60年代，美国首次提出MDT模式，即通过多学科的协作与互补、在循证医学证据基础上的肿瘤治疗会取得更加显著的效果。1997年，美国休斯敦的安德森癌症中心（MD Anderson Cancer Center）提出了MDT理念，并逐渐成为肿瘤诊疗的国际新趋势。

一、肿瘤多学科协作诊疗概述

肿瘤多学科协作诊疗根据患者的身心状况，肿瘤的具体部位、病理类型、侵犯范围（病期）和发展趋向，结合肿瘤细胞及其微环境的分子生物学改变，有计划地、合理地应用现有的多学科各种有效治疗手段，以最适当的费用取得最佳的治疗效果，同时最大限度地改善患者的生活质量。需要强调的是，所有的多学科协作诊疗模式，必须建立在循证医学证据基础上。

肿瘤多学科协作诊疗强调患者机体状况（生理和心理两方面）和肿瘤情况（部位、类型、进展情况和分子生物学特征），强调应有计划地、合理地采用不同学科有效的治疗方法，也强调成本－效益的社会医学观点，而且目的明确，最终的结果是达到最佳治疗效果和生活质量。

下面跟大家分享一些肿瘤多学科协作诊疗的临床案例和心得体会。

案例1：带上笑容回家过年。

2020年11月底，淅淅沥沥的一场秋雨之后，秋风有点萧瑟，吹落满地黄叶，科室迎来了一位患者，因"左下腹包块伴腹痛"刚在（2020年11月27日）外医院做了结肠造口术。临床考虑为结肠癌肝、双肺转移。患者萎靡不振、心灰意冷。我们一方面给予患者关心和鼓励，另一方面积极进行病理、免疫组化等检查及对症治疗，最终诊断为结肠绒毛状腺癌伴肝肺转移 [$T_4N_3M_1$，Ⅳ期，RAS（＋），BRAF（－），MSS]。进行MDT讨论，制订出先行系统治疗，边治疗边观察，看结肠癌原发病灶能否转化为可手术病灶的总方案。患者2021年1月6日至7月14日行mFOLFOX6全身化疗＋贝伐珠单抗抗血管治疗12周期。在这一治疗过程中，患者定期复查，随着病灶不断地减小、消失，患者由开始的郁郁寡欢、心灰意冷逐渐变得心存希望、积极治疗，并露出了久违的笑容。2021年8月20日PET－CT检查提示：结肠病灶缩小，淋巴结转移灶减少、减小，肝转移灶减少、减小，肺转移病灶消失。2021年9月3日开始改为全身化疗（口服卡培他滨）＋局部化疗（肝动脉介入灌注奥沙利铂＋栓塞术）＋抗血管治疗（贝伐珠单抗），并与胃肠外科医生沟通交流，2021

年10月14日于全麻下行"降乙交界癌切除术"。患者经全身抗肿瘤治疗+肝转移灶动脉介入灌注+降乙交界癌切除术后,进入单药化疗(口服卡培他滨)+抗血管治疗(贝伐珠单抗)维持治疗阶段,手足麻木症状也逐步好转,每次到医院治疗都面带笑容、信心满满。2022年12月5日进行影像学复查:肺部出现小结节,肝病灶稳定,腹盆腔内呈术后改变,未见明显病灶。于是更改为二线抗肿瘤治疗方案FOLFORI全身化疗+贝伐珠单抗抗血管治疗。目前患者已完成4周期二线方案抗肿瘤治疗。影像学复查病情稳定且肺部病灶稍有缩小。患者很兴奋地告诉我:"2022年回老家过年,亲戚朋友和邻居都觉得他跟正常人一样,看不出得了肿瘤!"

案例2：独立去菜市场买菜与来医院治疗的身影。

在一个平常而忙碌的下午,我接护士站通知,神经外科会转一个患者过来。见到患者时,他绝望颓废,亦无可奈何。患者由爱人轮椅推入,右侧上下肢瘫痪,频繁癫痫发作,无法表达。患者爱人因束手无策而表现得焦躁不安。据患者爱人描述：患者1年前(2020年1月29日)因"头痛、恶心1周"入院,确诊为脑胶质母细胞瘤。2020年2月5日行脑胶质瘤切除术,术后遗留右侧肢体肌力减弱,多次癫痫发作;也进行了术后放疗并长期口服替莫唑胺化疗。9个月后复发,2020年11月5日在全麻下行额叶病灶切除术。半月前,患者出现右侧上下肢瘫痪,频繁癫痫发作等。说完病史,患者爱人表示,经之前的一番治疗后,存款已所剩无几,孩子还在读书,并不打算做积极治疗。经过MDT讨论之后,考虑到患者无法再行手术、放疗,而电场治疗费用昂贵,患者家庭无法承担。结合颅脑水肿程度和基本状态,跟患者父亲沟通,对症治疗的同时给予抗肿瘤治疗,否则患者病情继续加重将危及生命,建议予以单药化疗(伊利替康)+抗血管药物联合抗肿瘤治疗。患者父亲同意后,于2021年5月21日开始用贝伐珠单抗+伊立替康双药联合方案。期间患者病情不断好转,从卧床不起到患侧肢体慢慢能够平移、抬起,到下床挂着拐杖行走,后来能独立行走,癫痫发作次数也逐渐减少。定期复查颅脑MRI,患者病灶进行性缩小至稳定。幸运的是,2022年3月贝伐珠单抗在脑胶质瘤治疗中被纳入医保,能报销75%,我们也为此感到特别开心。目前患者完成28周期抗肿瘤治疗,可以独立去菜市场买菜,打打麻将喝喝茶,虽然语言表达有点费力，但能进行简单日常沟通。患者每月来院治疗的两三天，笔者能听到患者跟他父亲爽朗的笑声，充满幸福，阳光灿烂。

目前两个案例中的患者情况很好，临床还在继续抗肿瘤治疗中。跟大家分享这两个案例原因是，过去几十年，大家谈肿瘤色变，尤其是晚期肿瘤。其实打垮患者的不是肿瘤，而是心理，我们经常会看到一些现象，如单位每年定点体检，大家相约而去，体检中跟同事谈笑风生、满面红光，但是如果检查出肿瘤，则突然变得少言寡语、面色晦暗、出现病容。是不是一夜间疾病进展了呢？不是的，是心理暗示的结果。很多人更是心灰意冷，认为没有治愈的希望，失去生存的斗志。上述案例中的患者发现肿瘤时也是晚期，从开始无法下床的悲痛欲绝、愁眉不展，到经过人文关怀和多学科协作诊疗，病情不断好转，发展为现在能正常生活，变得笑容满面、信心满满。

很多时候我们跟患者及其家属沟通时强调以"与瘤共存"的观念来对待中晚期肿瘤治疗。肿瘤并不一定非得要彻底消灭才算治好，有时候它就像糖尿病、高血压一样，无法治愈，需要终身治疗，治疗可以控制肿瘤生长，而随着科技不断进步，医疗不断发展，肿瘤治疗新技术、新药物日新月异。活着就是希望。我们都得勇敢地活下去。

案例3：完成自己的梦想，死而无憾。

在春节后，我刚过完年从老家回来，带了点特产，想着给平时照顾我们的邻居送去。邻居不在家，看到他爸爸（后称呼叔叔）半躺在沙发上，50多岁的样子，左侧颈部烂了巴掌那么大一块，又大又深。我吓了一跳，下意识地问："怎么回事？不去医院处理？"邻居的妈妈（后称呼阿姨）接话："是肺癌转移到颈部淋巴结，破裂了。"我很疑惑："那还不赶紧去治疗？"阿姨跟我叙述，开始颈部先出现包块，后来查出是肺癌转移到颈部的。于是他们咨询了熟人，听说肿瘤治疗非常痛苦，还不如该吃吃、该喝喝，能活多久就多久。我向阿姨要来病理报告，看是低分化鳞癌。我跟阿姨解释，这个肿瘤治疗效果可以。叔叔听了之后脸上闪过一丝希望。也许是出于对我的信任，也许出于对等待死亡的不甘，叔叔去做了放疗。几十天后的一个傍晚，我在小区遇到叔叔在中庭散步，他见到我热情地打招呼，跟之前见到的判若两人，要不是颈部那块纱布，看不出他是个患者。叔叔说已经放疗好多天了，颈部伤口已经愈合很多了，包块也小了好多。

说话时叔叔带点喜悦，脸上洋溢着笑容。这次放疗效果很好，影像学检查原发病灶和颈部淋巴结转移灶都不见了。接下来，我跟叔叔讨论是不是接受化疗。叔叔想了又想，决定放弃继续抗肿瘤治疗，想用来之不易又所剩无几的时间实现自己的愿望：看儿子结婚生子，和阿姨背着旅行包去各地旅游……2年左右的时候，病情复发转移，他依然没有选择化疗。再后来遇到邻居，他跟我说叔叔走的时候很坦然，实现了自己的梦想。

虽然，该病例不是一个经过 MDT 讨论后才治疗的病例，却是最需要 MDT 讨论的病例。遗憾的是，患者选择相信托关系、熟人，而不是到专业科室进行问诊处理，所以延误了病情。肿瘤诊治技术和理念已经发生翻天覆地的变化，更新速度也加快，建议患者及其家属选择到肿瘤专业相关科室就诊。尊重科学，尊重生命。

二、肿瘤多学科协作诊疗的基本原则

在肿瘤多学科协作诊疗的共识基础上，如何制订更好的治疗方案？必须以患者为中心，全面考虑患者能否耐受相应的治疗、能否延长患者的无病生存时间和总生存时间、提高生活质量、达到最佳成本-效益比。在制订方案时应遵循下列几个原则。

（一）局部和全身治疗并重

在设计肿瘤治疗方案时，应兼顾局部治疗和全身治疗两方面。早期病变往往以局部治疗为主，但辅以全身治疗可提高长期生存率。晚期肿瘤一般以全身治疗为主，但在某些情况下辅以局部治疗，往往能收到事半功倍的效果。局部治疗与全身治疗的结合，必须建立在循证医学高级别证据的基础上。

（二）分期治疗

国际抗癌联盟（UICC）制定的恶性肿瘤 TNM 分期是依据原发肿瘤

(T)、淋巴结转移（N）和远处转移（M）3项指标建立的，是当前制订肿瘤综合治疗方案的主要依据。不同肿瘤、不同分期应采取不同的综合治疗方案。

（三）个体化治疗

临床上往往见到同一分期、同一病理类型采用同一治疗方案的肿瘤患者，其生存时间却存在明显的不同。这种情况不但同肿瘤的异质性、生物学特性、基因表达状态和免疫微环境等相关，还与每个患者的身心状况、基础疾病和经济文化差异有关。因此，恶性肿瘤的个体化治疗，就是根据具体患者的预期生存时间、治疗耐受性、期望的生活质量、患者自己的意愿和肿瘤的异质性来设计具体的多学科协作诊疗方案。

恶性肿瘤的个体化治疗，即所谓的"量体裁衣"式治疗，是肿瘤多学科协作诊疗的最高境界，也是未来发展方向。个体化治疗的核心是建立在生物标志物指导下的治疗，有赖于人类基因组学的发展和转化医学的拓展。

（四）生存时间和生活质量并重

延长患者生存时间、提高患者生活质量已成为恶性肿瘤治疗方案设计中不可或缺的主要原则，通过综合治疗，既要延长患者生存时间，又要明显提高患者的生活质量。每个多学科协作诊疗方案的制订都要考虑：患者的预期生存时间是否因肿瘤的治疗而得到延长？患者的生活质量是否因抗肿瘤治疗而得到提高？患者生活的依赖性是否因抗肿瘤治疗而得到改变？治疗方案的实施应使患者的生命得到适当延长，同时生活质量也得到提高。将晚期肿瘤作为慢性病，在控制肿瘤并"与瘤共存"的基础上保证患者生活质量，就是这一原则的具体体现。

（五）不断求证更新

肿瘤多学科协作诊疗方案应建立在循证医学证据基础上。对肿瘤进行高质量的综合治疗，要求临床医生努力寻找和获取最佳的研究证据。临床试验和临床指引均具有时效性，需根据不断发现的新的证据而不断改进，这构成了现代肿瘤多学科协作诊疗临床实践的鲜明特色。

（六）成本和效果并重

对肿瘤患者施行的每项治疗都应符合成本-效益原则，即无论是治疗效果还是治疗费用，都应符合以最小代价取得最好效果的原则，力求成本与效果并重。

（七）全程管理

全程管理是从全局的角度制订每个治疗策略，从简单的患者管理提升到疾病的全程管理，然后变成一种健康管理，使患者获得更大的生存获益和生活质量的提高。

关于肿瘤多学科协作诊疗和个体化治疗，目前呈现几个趋势：①基于大数据，以循证医学证据来指导多学科协作诊疗的临床实践，并形成循证肿瘤学的鲜明特色；②以生物标志物为核心的转化医学加快了靶向药物的研发过程，也加快了个体化治疗的步伐；③各学科自身研究的深化，为制订综合治疗方案增添了更多的选择。总之，肿瘤多学科协作诊疗模式为抗肿瘤治疗提供了新模式，其中根据患者情况"量体裁衣"式的个体化的精准治疗，是多学科协作诊疗规范化的最高境界，也是未来的发展趋势。

（曹菲）

第二十四章 医学人文教育

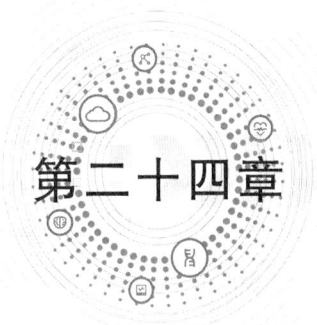

一、医学与人文

医学首先是一门自然科学,因为医学研究的是自然现象,即生命、健康、疾病及防病治病的客观规律。医学以人为研究对象,人是自然人,更是社会人。随着医学不断发展,大量源于医学的生物特性及与其交织在一起的非生物性问题和难题不断涌现,必然需要我们唤醒医学内核中的人文要素,激活医学的人文性。

医学人文是医学和人文学的交叉学科,是研究医学与人文关系及从人文角度出发对各种医学现象、事件进行思考、总结的学科。其子学科包括叙事医学、文学与医学、医学伦理学、医患沟通等。医学人文具有普适性,它调适的是医生与患者、医学与社会、技术与人之间的关系,需突破和跨越知识、技术、职业价值观和医疗秩序的隔膜。

我国的传统医学就具有强烈的人文色彩,"大医精诚""医乃仁术"是中医学先辈们对医学人文精神最深刻、最本质的概括。

二、医学人文的发展历程

医学人文是 20 世纪兴起的以反思医学目的、维护医学尊严、坚守医学良知等为内容的学术思潮，学术界多以 1919 年威廉·奥斯勒（William Osler）提出医学人文的概念算起，至今已有百余年。一百多年来，医学人文的发展表现为三波连续的、一次高过一次的浪潮。

第一波浪潮（1900—1960 年）的特点：从静水流深到涟漪漾起。1919 年，奥斯勒在演讲中提出了医学人文的概念，并将医学人文的传统追溯到文艺复兴时期。奥斯勒强调，医疗实践是一门艺术而不是一门生意，是使命而不是交易；这项使命需要用心与用情来修炼。

第二波浪潮（1961—1980 年）的特点：生命伦理学的浪潮。这一阶段社会开始对科学技术发展所带来的负面影响有所反思。在第二波医学人文浪潮中，生命伦理学成为医学人文学科中的重点，这一时期出现了一批医学人文学科领域的学术期刊，其中以生命伦理学方面的学术期刊最多，极大地推动了生命伦理学的深入与多元化互动。

第三波浪潮（20 世纪 80 年代以后）的特点：医学人文浪潮的全球化。这一阶段医学人文的研究呈现出学科多元化、全球化的趋势，更加关注不同文化之间的交流与对话，医学人文成为医学教育改革的重要内容；医学人文学科的批判性加强，从伦理学的辩护走向生命政治学与美学批评。

20 世纪 80 年代以后，医学人文社会科学研究在我国逐渐受到重视。《医学与哲学》杂志创刊后，刊载了多篇译介医学模式转变、生命伦理学兴起、医学高新技术引发的伦理问题讨论的论文，国内学界也结合我国的医疗卫生体制改革等问题开展了深入、持续的研究。21 世纪初，我国医学人文的学科建设得到飞速发展，多所医学院校成立了医学人文教学研究机构，开设了医学人文相关课程。

三、医学人文与人文医学

中国工程院院士樊代明教授在《试论医学的正确实践（四）——医学人文与人文医学》一文中，就人文医学与生物医学、医学人文与人文医学的区别进行了论述，他指出：人文医学与生物医学同属医学范畴，同样为人类的健康服务，但其中的侧重点各有不同。人文医学研究以求善为目标，生物医学研究以求真为目的；人文医学以身体的整全性为对象，生物医学以人体局部的结构和功能为研究路径。对医学人文和人文医学，国内学者提出不同观点，比如医学人文是医学中"人文性"的揭示，而人文医学是医学中"人文化"的掘进；医学人文是人文学者看医学，人文医学是医生看医学；医学人文是医论，而人文医学是医术；医学人文精神是医学世界的统领，把握医学的发展方向，而人文医学是医学人文精神和关怀的归属，是以人文作为工具去实现医学目的。

关于医学人文和人文医学的区别，大连医科大学杜治政教授认为：①历史发展渊源不同，医学人文早，人文医学晚。②内涵具有差异，医学人文重在价值判断，表现为一种精神理念，比如大医精诚，人文医学重在具体实践，比如人文关怀。③涉及范围不同，医学人文宽，人文医学窄。④落脚点不同，医学人文落脚点在人文，而人文医学落脚点在医学。⑤使用的语境和学术范畴不同。⑥使用的情境和场合不同。人文精神和人文关怀使医学具有了人的属性，涉及医学的本质。刘虹教授在《人文医学引论》一文中提出，要高扬医学人文属性，彰显医学人文精神，铸造医学人文素质，提供医学人文关怀，建构和谐医患关系来体现医学本质。

四、医学人文精神与医学人文教育

医学的终极价值是医学人文价值，医学教育的本质要求必须做好医学生人文精神的培养。对医学生进行人文精神的渗透是医学生职业情感的需要，也是现代社会发展的需要。教育的目的是培养人的全面发展，医学教育是51%的科学专业教育+49%的医学人文教育，医学教育要培养高素质的医学人才就必须在教育的每个环节中渗透人文精神的培养。

（一）传统文化为医学人文教育提供了优良土壤和宝贵资源

人文精神是人类先进文化的精髓，是一个民族的民族精神和文化特征的集中体现，也是一个民族传统文化在现代社会的体现和升华。几千年来，中华民族创造了光辉灿烂的文化，源远流长，博大精深，形成了悠久的民族文化传统，它深深地积淀在我们的民族心理与民族性格之中，对中华民族的文化心理、风俗习惯、道德伦理、价值观、人生观影响极其深远。

"医乃仁术"是我国传统医学给医学下的定义，代表了中国文化对医学的基本看法，也是我国传统医学对医学人文精神的高度凝练。人们称医术为"仁术"，称医家为"仁义之士"。"术"即"方术"，是能为患者解除疾痛的医疗技术；"仁"即"仁爱"，是对患者的恻隐之心、怜爱之情，是人道主义精神的体现。我国传统医学对医学的定义强调"仁"与"术"的统一。历代医家不但认识到医学是"救人生命、活人性命"的技术，还强调医者要有一颗同情患者、真诚地为患者解除痛苦的"仁爱"之心。尊重生命，关爱患者，充满人道主义，做到"仁心仁术"兼备。可见，"医乃仁术"是医术与医德的统一，是医学职业精神的写照，要求医者必须具备医学人文精神。

博大精深的传统文化为当今医学生人文精神的培养提供了宝贵的资源，它对医学本身及从医者的素质、行为都有深刻的伦理限定。因此，医学生应当汲取传统文化精髓，不断加强医学生人文精神的培养。

（二）新媒体时代的医学人文教育——媒体素养教育亟待加强

以微信、微博、微视频、网络直播为代表的新媒体的快速发展和人工智能（AI）技术的广泛应用，在给人们生活带来便利的同时，也带来了诸多问题。对于医学人文教育而言，一方面，日益发展的新媒体使医学人文教育在价值观念、话语体系、教学模式上面临着困境和挑战；另一方面，医护人员和医学生的媒体素养教育亟待加强。

中国医师协会的统计显示，90%的医患纠纷不是技术因素造成的，而是因为缺乏医学人文精神，如服务不到位和沟通不到位等。近年来，一些反映出医护人员、医学生医学人文精神缺失的舆情事件在网络引起广泛关注。究其原因，除了医学教育存在"重技术、轻人文"倾向，医学人文教育亟待加强，医疗资源不均衡不充分等原因，也与新媒体环境有一定关系，由新媒体产生的负效应和亚文化正深深地影响着医护人员和医学生的思想和行为。

这些由医学人文精神缺失引发的网络舆情事件，严重损害了公众对医疗行业的信任，使原本就紧张的医患关系雪上加霜。这些事件也引起了教育、卫生主管部门的高度重视和社会大众的广泛关注，并引发了对医学生人文教育的大讨论。因此，在新媒体时代，需要在注重培养医学生科学精神的同时，加强医学生人文教育，并将媒体素养教育融入人文教育当中，使医学生具备适应新媒体时代的伦理素养。

（三）叙事医学——新时代医学人文教育的新载体

尽管"生物—心理—社会"医学模式提出已有近半个世纪，但占据目前医学理论和实践主流的依旧是生物医学模式。"生物—心理—社会"医学模式虽在理念上令人信服，却难从行动上落实，偏重于理论化、框架化、道德化，最后不免有陷入理想化、空泛化乃至说教化的倾向。医学界急需一种行之有效的医学转化实践方式，这便是叙事医学诞生的契机。

1. 叙事医学的概念、主要内容

叙事医学是在 2001 年由丽塔·卡伦（Rita Charon）提出的医学概念。叙事医学是"由叙事能力所实践的医学"，充分挖掘个体的叙事能力，就是"从叙事的角度，讲述疾病治疗的故事"或者是"有人出演的病历"，在很大程度上整合了医学的专业性与普适性，为科学与人文之间的交流开辟了通道。

叙事医学从叙事能力出发，叙事能力是吸收、解释、回应故事和其他人类困境的能力，这种能力有助于医生在医疗实践中提高对患者的共情能力、职业精神、可信赖程度和对自己的反思，即具有"叙事能力"的医生实践。它关注的是患者叙事、医生叙事、疾病叙事、叙事伦理、叙事与健康等。倾听患者的叙事、想象患者的境遇、理解患者的痛苦、尊重患者的选择，这样的医学能在一定程度上平衡医患关系。叙事医学是患者和医生都需要的一种新的医学形式，是医学和文学范畴的交叉学科。

叙事医学的主要内容可以概括为"三焦点、三要素、两工具"。"三焦点"：人与人之间的关联性；人与人之间的共情；人类的情感，特别是负面情感。"三要素"：关注、再现和归属。具体而言即：关注人，倾听患者的故事；再现第一步中所接收到的信息，为之赋予合适的意义；通过前两个步骤，形成归属感，建立积极的关系。"两工具"：细读和反思性写作。细读来源于文学研究，指关注文本，重视语境，把握文本的形式特征，从而得出文本的意义。此处的"文本"从广义上来看，也可以包括人在内的认知对象。已经有研究发现，细读训练能够提升医护人员的共情能力。如果说细读重视"输入"，那么反思性写作则着重"输出"，希望医护人员通过创意性的书写和交流，完成情景再现和意义建构。叙事医学的"三焦点、三要素、两工具"相互交织，各有侧重，构建起了一个具实操性的体系。

医疗需要温度，肿瘤世界的温度更为重要。叙事医学用讲故事的方法让患者重新认识身体和心灵、痛苦和疾病、生命和死亡。叙事医学有助于弥合技术与人性的鸿沟，有助于患者与医学专业人员面对面交流，建立"心与心"的交流，建立起医患情感共同体，促进社会对医生的理解，通过充分的叙事沟通和观念的转换，培养一种共情能力。叙事医学充分挖掘个体的叙事能力，由此在很大程度上整合医学的专业性与普适性，为科学与人文之间的交流开辟通道。医生进入患者世界，患者同样走进医生世界，通过双方的换位思考，实现医生和患者间的视域融合及动态认可，势必对提高治疗效率、重筑医患信任带来积极的意义。

2. 叙事医学的基本类型

1）患者的故事：标准疾病叙事，表达患者内心感受与痛苦，提供疾病体验的传记与社会语境。

2）医生的故事：在照护患者过程中对自己职业角色和医患关系的理解。

3）医患接触的叙事：患者的症状体验通过医生的专业知识得到阐释并最终导致诊断和治疗。

落实到具体，每个医生都能做的"叙事"就是书写平行人文病历。平行人文病历是从"非技术性"方面书写的人文记录，既记录疾病带给患者的主观感受，也描摹诊治过程中医患双方的所思所悟。提高叙事能力，可以从"细读—关注—共情"三步做起。

第一步，细读。就是多读经典，把读书养成习惯，不局限于医学书。读书是提高人文修养的捷径，特别是对死亡、心理等进行阐述与分析的书籍，如阿图·葛文德（Atul Gawande）的《最好的告别》《医生的修炼》《医生的精进》等。

第二步，关注。就是在医疗实践中，不仅关注患者的病情变化，更应积极关注患者及家属的心理状态及情感诉求，把患者"当人看"。关注病情，考验的是医生的智商，重视患者，考验的是医生的情商。

第三步，共情。通过前两步了解了患者的心理需求，就知道如何实施有效的沟通，就可以和患者的情感融合在一起，想患者之所想，急患者之所急，医患双方同甘共苦，共同承担治疗的成功与失败。这不是"虚情假意"，而是融在骨子里的关爱。

具体实践方面，提高叙事能力可以通过与患者谈天说地，可以通过练习书写平行人文病历，也可以通过闲暇时多看此类书籍，揣摩其中的心路历程。

3. 叙事医学与医学人文教育

叙事是医学人才培养中基础能力培养的一部分。据统计，患者故事中包含有75％的诊断信息。近年来，针对医学教育过程中存在的问题，多部委联合发文强调医学人文教育的重要性。目前，这一领域尚缺乏顶层设计和科学统一的标准，具体化、规范化和体系化仍有待实现。医学人文教育不仅应注重过程，还应注重如何有效实现自觉内化教育。以"碎片化的人文关怀事例"为主要教育形式，充其量只能算作为对个人修养"结果"的正面"宣传"活动，无法称为"人文教育"。在这一背景下，在医学教育中引进成熟的叙事人文理念，逐步构建中国特色叙事医学人文培育体系是有效途径。

（何军）

第二十五章 问题与展望

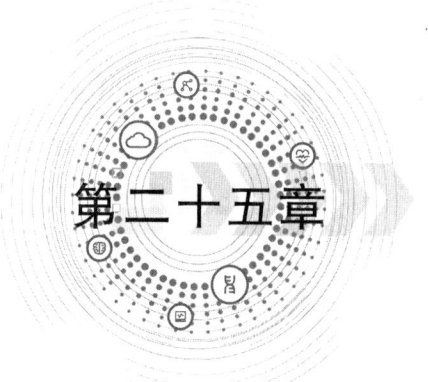

一、肿瘤护理学术发展

肿瘤护理是一门关于肿瘤的预防、护理、康复的专科护理学科。随着肿瘤治疗技术的发展,肿瘤患者的生存时间有了较大的改善,肿瘤已被看成慢性病,长期"带瘤生存"就对肿瘤护理带来了新的挑战。肿瘤护理中的症状管理、心理照护、营养及康复等问题成为实践和研究的重点。

(一)肿瘤症状管理

1. 癌性疼痛

癌性疼痛是肿瘤患者常见和难以忍受的症状之一,严重影响患者的生活质量。学界对于癌性疼痛十分重视,从疼痛的评估到治疗,已经形成了一套相对标准的镇痛方案。但临床上,大部分患者对镇痛药的成瘾性存在疑虑。即便是医护人员向患者详细解释,药物成瘾的发生率与药物的剂型、给药方式和适应证有关，规范使用阿片类药物的成瘾风险非常低，很多患者依旧无法改变对镇痛药的错误认知，因此选择强忍疼痛，或者不按时按量使用镇痛药，导致生命终末期的生活质量不高。除此以外，镇痛药带来的不良反应，如便秘、恶心呕吐、尿潴留、嗜睡及过度镇静等，也会间接导致肿瘤患者不遵从医嘱用药。因此，当我们关注真实世界时就会发现，仍旧有许许多多的因素影响肿瘤患者远离疼痛困扰、舒适地度过生命的最后阶段。

目前，越来越多的研究结果支持，同伴教育可以提高癌性疼痛患者口服镇痛药的依从性，减轻患者的痛苦，提高生活质量。同伴教育指具有相似背景、相似经历和相似年龄的伙伴，共同分享信息、知识和观念，相互传递思想、情感，以唤起感情上的共鸣。在大多数情况下，它是一种促进社会规范在个体身上内化、润物细无声的一种教育方式。当信息的传达者和接受者经历相似并且面临共同的问题，关心相同的事情时，信息接收者就更容易接收信息，同伴间的沟通、交流也就更为顺利。通过同伴教育的形式，组织患者一起讨论交流自己在口服镇痛药过程中遇到的困难及心得体会，可纠正不恰当的方法及观念，推广对消除癌性疼痛有益的经验，表扬鼓励依从性好的患者，促进医护患关系的良好发展。因此，当临床上需要改变患者癌性疼痛管理知识、信念、行为的时候，同伴教育是一种非常便捷且实用的方法。未来我们可以探索出一套系统化、标准化癌性疼痛管理的同伴教育培训课程，以病友教病友，站在患者的角度，以一种温馨、易懂又不乏科学性的方法来纠正患者的错误观念，最终达到提升肿瘤患者生活质量的共同目标。

2. 癌因性疲乏

癌因性疲乏（CRF）是一种痛苦的、持续的、强烈的主观感受，与近期活动量不符，休息后不缓解，严重妨碍日常生活。目前CRF的发病率高，但病因和发病机制仍在探索中，因此受到了广泛关注，其治疗手段也越来越多样化，分药物干预和非药物干预两方面。药物干预方面，对因、对症治疗均可减轻患者CRF程度，但存在药效单一、不良反应多、成瘾性等不足；非药物干预方面，最常见的包括运动疗法、社会心理干预、感官艺术疗法、光照疗法、营养管理、中医疗法、睡眠管理、综合疗法和健康教育。非药物干预虽方式多种多样，但因经济、社会、人文等各方面因素，临床操作难度大、医护人员关注度不高、患者配合度低，往往难以真正实施。

因此，针对每位患者的具体情况，提供个体化、简便易行的 CRF 干预方案就显得尤为重要。这不仅需要医护人员对 CRF 有正确的认识，具备人文关怀的能力，还需要患者正视 CRF 的重要性及与医护人员配合。我们首先应该将视线放在增强医护人员对 CRF 的认知上，重视社会支持系统对患者 CRF 的影响。其次，为了改善患者的预后和生活质量，肿瘤专科护士可以将已建立的循证医学证据应用于临床的 CRF 管理，还可以与研究人员合作，开展 CRF 分级干预的临床研究，并验证干预措施的有效性。此外，肿瘤专科护士可以作为临床护理专家参与 CRF 管理的专家共识或指南的制定。未来的研究可以探索在临床实践中实施动态 CRF 分级管理，包括根据疾病的阶段、症状和患者的需求进行精确的干预，切实为 CRF 的非药物干预开创新篇章。

3. 化疗相关性恶心呕吐

化疗相关性恶心呕吐（CINV），是临床常见的肿瘤治疗相关恶心呕吐，会直接影响患者的治疗依从性及生活质量。目前有越来越多的学者关注到整个化疗周期的恶心呕吐，为提升患者的化疗依从性、改善患者营养状态、提高患者生活质量、拓宽肿瘤症状管理研究领域迈出了坚实的一步。CINV 以预防为主，一旦发生难以控制。但是目前国内缺乏本土化的 CINV 评估工具及量表，缺乏标准化的 CINV 风险筛查流程。仅仅有止吐药物及发生 CINV 后的缓解方法还远远不够。因此，未来开发出灵敏度高、特异度强、操作性强的 CINV 筛查评估工具势在必行。除此以外，有多个研究证实，医护人员与患者自我评估的恶心呕吐症状轻重程度存在较大出入，因此，患者主动报告自己真实的感受对于临床干预 CINV 有重要的意义。但是大部分患者较为严重的 CINV 是在出院后发生的，难以获得解救性止吐医疗干预。因此，未来应该把研究重点放到化疗的全程，不仅要做好出院健康宣教，而且要特别关注患者出院后 CINV 的发生、发展，研究出院后的 CINV 症状的评估和切实可行的干预方法，以保障患者风险期外 CINV 的质量管理。

4. 皮肤毒性

随着免疫治疗在抗肿瘤治疗研究领域的深入发展，免疫治疗相关皮肤毒性在临床也越来越常见。皮肤毒性是免疫治疗常见的不良反应，发生率≥10%。最常见的是斑丘疹，其特征表现为斑块（扁平）和丘疹（隆起），也被称为麻疹样皮疹，常常在上躯干发病，向心性扩散，部分患者可能伴有瘙痒。虽然大多数免疫治疗相关皮肤毒性是低级别、可控的，但是丘疹、水疱、瘙痒依旧会对患者的生活造成一定影响，尤其是多发血管瘤和毛细血管增生，常发生在患者的颜面部、前胸及上肢，会造成患者形象紊乱及突然的破裂出血，给患者的日常生活带来不良影响。除此以外，免疫治疗相关皮肤毒性中也有少数可能会出现危及生命的剥脱性皮肤反应，如大疱性皮肤病、Stevens-Johnson综合征、中毒性表皮坏死松解症等，一旦出现上述严重皮肤毒性，通常建议永久停用免疫治疗，采取其他治疗方式。由此可见，免疫治疗相关皮肤毒性的发生、发展不仅影响患者的生活，还可能延误患者的抗肿瘤治疗，造成医疗资源的浪费。

由于免疫治疗尚处于初始阶段，医护人员处理免疫治疗相关皮肤毒性的经验还需要时间来积累，并且一些大型临床研究结果表明，皮肤毒性可能是临床受益的替代指标。因此，早期识别、正确干预这些皮肤毒性非常重要。在未来，肿瘤专科护士可以总结已有的皮肤毒性管理的临床经验，将已建立的循证医学证据应用于临床的皮肤毒性管理中；还可以邀请皮肤科医生、中医科医生组成多学科团队，识别发生皮肤毒性的高风险人群，设计皮肤保护的临床干预研究，验证干预措施的有效性，为皮肤毒性的早期诊断和及时处理打好基础。

5. 淋巴水肿

淋巴水肿是由淋巴循环障碍引起的淋巴液在组织间隙滞留导致的包括组织水肿、慢性炎症和组织纤维化等在内的一系列病理改变。淋巴水肿具有慢性进展性和难治愈性，不仅可引起患者术后疼痛、睡眠不佳及体重增长等，甚至还增加其他并发症的发生率和病死率；同时患者因水肿导致体型发生改变，外观形象和自尊心均受到伤害，严重影响患者的身心健康和术后生活质量。

早期诊断并及时采取相应的干预措施是预防淋巴水肿发生和进展的关键环节。但目前淋巴水肿风险因素预测仍处在探索阶段，主要集中在疾病治疗方面，患者因素如BMI、年龄等研究结果存在较大差异，需进一步验证；且目前无统一的淋巴水肿分级标准，患者症状评估可灵敏反映水肿变化，但主观性强、个体差异大，应根据我国临床实际及患者病情，选择合适的客观检查工具综合判断。淋巴水肿早期预防相关研究较少，水肿后治疗效果相关研究相对较多，但多为小样本、单一方案设计研究，缺乏随机对照试验和最佳方案研究，效果评价多为主观感受，缺乏客观检测。因此，选择合适的评估工具，寻找早期预防策略、开展以随机对照试验和效果客观检测为主的大样本最佳治疗方案研究是今后的研究重点。

手法引流综合消肿治疗是目前对淋巴水肿疗效较好的方法，除此以外还有徒手淋巴引流术、压缩治疗、功能锻炼等干预方法。患者住院期间可以由护士或者其他专业人员进行徒手淋巴引流，但患者出院后的观察和自我护理却可能因为相关知识的缺乏而缺失。未来，肿瘤专科护士可以将研究重点放在如何将健康教育融入患者全康复过程，让患者了解如何进行淋巴水肿的症状观察、功能锻炼、皮肤护理、自我管理等，从而降低患者淋巴水肿的发生风险，改善患者的生活质量。鼓励肿瘤专科护士开设淋巴水肿治疗门诊，为患者提供出院后的延续治疗服务。

（二）肿瘤心理照护

1. 患者及照护者的需求

1）支持性照护需求：支持性照护需求是除手术等治疗以外，个体在应对肿瘤确诊、缓解及恶化等过程中需要的各种帮助和服务。对于医护人员而言，只有全面了解肿瘤患者的需求，才能对其更好地实施健康管理。目前国内的相关研究以横断面调查为主，调查方法略为单一，研究对象局限于住院患者，但住院患者与随访患者的需求可能存在差异，患者出院期间的支持性照护需求容易被忽视；且研究缺乏本土化、针对特定病种特点编制的需求评估量表。因此，建议未来针对不同病种的特点，编制本土化、操作性强、信效度高的支持性照护需求评估量表，并推广应用。另外，医护人员还可以定期开展健康教育科普讲座，采用同伴教育的方式，鼓励患者之间沟通，分享彼此的经验，同时采用微信群等多种方式，为患者及其家属在抗肿瘤治疗全程提供可靠、便捷的医学知识获取平台，帮助患者树立对治疗的信心。

2）健康教育的需求：随着人们的生活水平和受教育程度的提高，肿瘤患者对健康教育的需求越来越高，需求的满足程度直接影响患者的疾病应对能力，关系患者救治的全程体验，进而影响其康复进程。有研究显示，肿瘤患者的健康需求具有普遍性、阶段性、个性化的特点。目前越来越多的医护人员关注到肿瘤患者的健康教育需求对其生活质量的重要影响，我们应针对肿瘤患者的健康教育需求采取普适性、多阶段、多形式、多途径的健康教育，因人施教，有效教育，重视患者家属和照护者的教育指导。未来，可以在已有研究基础上，研究出一套标准化、科普化的健康教育需求评估量表及个体化的健康教育处方，提高患者的治疗效果及生活质量。

2. 家庭韧性

家庭韧性指家庭在面对逆境与危机时，能帮助其从逆境中恢复、适应改变的能力或特质。肿瘤诊断作为重大的生活应激事件，不仅影响患者生理、心理、社会功能，也威胁其家庭稳定性，甚至可导致家庭危机。家庭韧性具有缓冲、保护作用，可有效降低肿瘤对患者家庭的不利影响，促进良好的家庭沟通及互动，家庭成员共同应对挑战从而达到家庭适应。

目前，家庭韧性在肿瘤患者照护领域的研究尚处于发展阶段，评估工具主要来自国外专家研制的家庭韧性评估量表及相应的汉化版。建议未来在肿瘤患者家庭韧性评估量表开发或引进中，可在循证医学证据的基础上参考健康测量工具选择的共识标准（COSMIN）指南进行研究设计，以质性访谈、量性调查结合的方式参考患者、专家的建议，以提高评估工具的质量。大部分肿瘤患者家庭韧性评估工具的原目标人群与应用人群有差异，学界仍需开发更具针对性的评估工具。

3. 安宁疗护

近年来国家出台《安宁疗护中心基本标准》《安宁疗护中心管理规范》《安宁疗护中心实践指南》等文件，目的在于改善肿瘤患者的生活质量。在全国范围内大力推广安宁疗护。根据服务模式不同，安宁疗护可分为医院安宁疗护、社区安宁疗护、居家安宁疗护。受我国传统文化影响，有研究显示，我国约 85.77% 的患者选择居家临终，居家安宁疗护是安宁疗护体系的重要一环，也将成为肿瘤安宁疗护及延续性护理未来大力发展的方向。目前，我国暂无完善的居家安宁疗护体系，服务供给不能满足需求，仍然存在缺乏科学规范的理论指导及评价体系，服务机构、服务供给不能满足居家患者的需求，转诊机制有待完善，部分机构开展居家照护的服务方式较简单等问题。

未来，需要开展多学科协作模式的居家安宁疗护大样本研究，并加强宣传力度，提高社会对居家晚期肿瘤患者的关注；需要广大医护工作者、社工、志愿者、爱心人士等一同努力，采取多学科协作模式为晚期肿瘤患者减轻痛苦，使其获得安宁。

（三）营养及康复

1. 患者营养支持

肿瘤患者的营养状况关系到患者的体力及能否继续承受抗肿瘤治疗，从而影响到患者的治疗及生活质量。恶病质是与肿瘤相关的、多因素导致的、不可逆的、以进行性营养消耗为特点的临床综合征，极大地降低了肿瘤患者生存时间和生活质量。有指南建议所有抗肿瘤治疗患者都应进行恶病质风险筛查并根据筛查结果采取必要的干预措施，将恶病质管理对象扩大为全恶病质周期患者。目前，对于肿瘤恶病质患者的症状评估工具有厌食/恶病质治疗的功能评估（FAACT）量表、美国主观整体营养状况评估量表（PG-SGA）的简化版本 a-PG-SGA、肿瘤恶病质分期评分表等。但是不同工具对不同分期的肿瘤恶病质患者的症状评估效能仍需更多临床研究探索。肿瘤患者的营养支持需要医生、营养师、护士、患者家属等多方通力合作，因此，未来可以尝试建立肿瘤恶病质管理团队，明确多学科团队恶病质管理的角色分工，基于患者恶病质具体分期情况、营养状况、能量代谢情况、患者需求等提供个性化管理方案，提高我国临床肿瘤恶病质管理质量。医护人员也可以参与临床干预研究，验证干预措施的有效性，推进国内相关原始研究，为我国肿瘤恶病质管理指南的更新提供更多符合我国国情的研究证据。

2. 体力康复及肺康复

早在 2001 年，美国癌症学会（American Cancer Society，ACS）就已经意识到肿瘤幸存患者的增加及他们所面对的问题，由此发布了第 1 版营养与运动指南。随着肿瘤患者康复研究的逐渐增多，现在已发展为从刚确诊到手术及放化疗结束，乃至术后出院等时期，都有相应的康复方案，并且都显示了对患者的身心益处。虽然目前已有临床指南及支持性的证据证明运动对肿瘤患者的益处,但是往往无法顺利转换到临床应用。这是由于肿瘤患者的焦虑、抑郁、疲劳、疼痛、生活质量下降等问题的解决,以及早期的姑息性治疗都存在不足。其中既有患者疾病的因素,也有医护人员与医疗系统的因素,了解这些因素并改善临床服务,制定相关政策,可能会对未来的肿瘤患者的长期健康带来益处。

因此我们建议,未来在医疗团队中加强运动康复及肺康复的推广,让患者在院期间接受整个医疗团队持续统一的信息传输指导;根据患者的兴趣爱好制订个体化的中等强度运动计划,而不是让所有患者都进行同样的运动;在现有医疗资源有限的情况下,鼓励家庭或社区康复,同时发挥现代通信工具的优势,如使用微信小程序等进行有效监督;还可以发挥中医运动疗法的优势,如推广太极拳、八段锦等传统中医运动。医护人员可以考虑将以上建议设计成大样本、多中心的临床试验进行验证,为我国肿瘤患者康复的规范化提供更多符合国情的研究证据。

3. 延续性护理

2003年美国老年学学会(American Geriatrics Society,AGS)对延续性护理的定义:患者在不同地点或同一地点不同护理水平的照顾机构之间转移时,为确保医疗协调性和连续性而设计的一系列护理活动。延续性护理应包括心理支持、监测及治疗疾病并发症、及时的健康促进(如营养、饮食、锻炼)和护理协调等内容。

第十二届全国人大三次会议上首次提出制订"互联网+"行动计划,以促进互联网与传统医疗行业相结合,推进互联网医疗的发展。随着科学技术的发展,现代通信工具已经几乎普及到每一个家庭中。这为落实延续性护理提供了便捷的渠道:医护人员可以将微信、微博、论坛等作为媒介,向患者发送语音、视频、文字及图片信息,针对患者进行健康教育及康复指导,并远程监控患者的表现,从而达到改善患者认知、健康状况和生活质量的目的。但是目前互联网存在隐私暴露、传播规范缺失、信息传播失控等问题。因此,未来相关部门应健全互联网安全法规,做好患者和医护人员使用互联网时的管理。

延续性护理在国外已形成科学有效的护理模式,但我国延续性护理的研究仍处于起步阶段,需要借鉴国外经验,还需要大量的实证研究或质性研究来建立专业的理论框架和操作流程,制订以疾病康复为中心、以患者需求为导向的慢性病管理处方,为患者提供科学、有效、便捷的延续性护理,并在临床进行大样本的验证。除此以外,执行延续性护理的相关人员的资质,以及延续性护理的收费定价,都是未来需要关注的研究重点。

二、医学人文问题

医疗不只有技术,还要注重人文关怀。人文关怀的医疗服务不仅限于有形形式,还有无形形式,如尊重患者、心理支持等。目前医护人员对患者的人文关怀意识和人文关怀能力较弱,需要建立医院人文关怀的文化环境,加强医护人员人文关怀能力的教育和培训。

(一)特殊时期的人文关怀:以突发公共卫生事件时期为例

新型冠状病毒感染疫情防控期间,很多医院为了方便管理,限制家属陪伴和探视,这对医护人员的人文关怀能力提出了极大的挑战。当疫情防控期间住院的肿瘤患者走到生命最终阶段时,无法和亲人见最后一面,无法做最后的告别,此时医护人员就成了最后一个能让患者感受到关怀和温暖的人。护理工作不能仅聚焦于挽救患者生命,更要在救治过程中对患者提供人文关怀,护理技术加上人文关怀才是优质的护理服务。回顾以往研究发现,我国护理专业人文关怀发展起步较晚,整体发展水平相对滞后,护士的人文关怀能力较薄弱。有以下几个主要原因:临床护士及护理学生对人文关怀认知不深;医学院校人文素养教育理念缺失,课程设置不合理;人文教育师资力量薄弱,教学形式单一;医院护理人文培训不完善,缺乏组织支持。

针对以上几个原因,为加强护士的人文关怀能力,提出以下建议:①改进医学院校教育理念,整合、优化护理学专业人文课程结构,加大医学人文课程的投入,科学合理地迎合护理学培养目标,从根本上转变传统教学结构,促进护理人文整体回归。②学校护理人文教育者应加快步伐,探索教材改革新路径,对人文教育课程进行编撰,结合国内外优秀教材,构建符合我国国情的人文教育模式。③结合专业特色,加强医院人文培训,提供进修深造机会,营造浓厚人文氛围，提高护士人文执业能力，培养其爱心、信心、责任心、同理心，增强护士职业成就感。④改革人文素质评价体系，实行跟踪考核，定期评价。

新型冠状病毒感染疫情防控期间，护士人文素养的提高增进了其与患者间的信任关系，为实施各项医疗护理措施创造良好的治疗氛围。提高护士整体人文素养绝不是一朝一夕就能完成的，需要得到教育学专家、医院管理者、医护人员的重视、支持与引导，以及患者及家属的配合、理解与支持，设计出更科学系统的、符合护理专业人文素质培养目标的教育模式，以期培养出高科学素质和人文素质的综合型人才。

（二）特殊对象的人文关怀：以肿瘤儿童患者为例

肿瘤儿童患者是一类特殊的肿瘤患者群体，由于年龄较小，无论是心理还是生理方面的承受力都更弱，导致其生命终末期往往要面临更为巨大的生理及心理的不适。除此以外，肿瘤儿童患者的照顾者多为父母，也背负着更为沉重的不良情绪，不良情绪持续下去甚至会影响照顾者的身心健康，造成更大的损失。因此，人文关怀作为医护人员工作的重要部分，针对此类特殊群体而言，不仅包括改善肿瘤儿童患者生活质量、保持尊严、缓解症状，还要把患儿和家属看作一个整体，在肿瘤治疗的全过程给予生理、心理、社会及灵性的支持。

受儒家思想影响，我国的社会文化较少谈论死亡，几乎没有涉及对儿童及青少年的死亡教育。针对这些问题，笔者建议，医护人员在肿瘤儿童患者住院期间，有必要探索适当提及死亡话题，提高肿瘤儿童患者及父母对死亡的认知，消除其对死亡的恐惧。社会及学校等也要进一步完善死亡教育课程设置，促进死亡教育体系统化及规范化发展，纠正人们对死亡的错误认知，促进安宁疗护在终末期肿瘤儿童患者群体中的发展。除此之外，由于肿瘤儿童患者还处于生长发育阶段，需要医护人员具备更高的专业实践能力和人文关怀能力。因此，相关医疗卫生机构应加强医护人员人文教育及安宁疗护课程培训，进而使其能够在临床实践中为肿瘤儿童患者及其家庭提供更加优质的人文关怀照护。相关政法部门应完善相关法律法规，出台相应的安宁疗护实施者考评制度及认证制度等，考虑将人文关怀能力纳入医护人员绩效考核指标中。各地区可以根据本土文化背景，探索和其文化相适应的人文关怀及安宁疗护模式，完善专业机构人员配置,提供配套设施及相关照护者丧亲之痛的援助,进一步确保安宁疗护实施质量。

(李明霞　李俊英)

参考文献

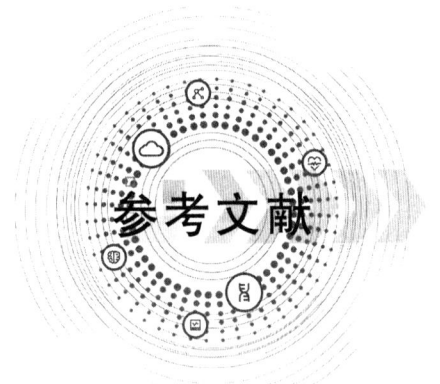

苏畅. 同伴教育对癌痛患者口服止痛治疗依从性的影响［J］. 临床医药文献电子杂志，2018，5（20）：19-20，24.

王泽坤，陈晓琦，陈召起，等. 癌因性疲乏的中西医研究进展［J］. 中华中医药杂志，2023，38（3）：1185-1189.

余杨，路虹，朱小翼. 免疫治疗相关皮肤毒性的护理研究进展［J］. 护士进修杂志，2018，33（19）：1751-1755.

王朝霞，路潜. 头颈部癌症患者淋巴水肿风险因素及评估与管理研究进展［J］. 护理学杂志，2022，37（4）：106-109.

王小艺，柴梅园. 宫颈癌患者术后下肢淋巴水肿的护理研究进展［J］. 当代护士（下旬刊），2022，29（12）：41-43.

邱鹏. 乳腺癌术后患者生存质量与支持性照顾需求分析［J］. 基层医学论坛，2023，27（4）：45-47.

刘颖，赵婷婷，袁长蓉. 乳腺癌患者诊疗不同阶段信息需求的质性研究［J］. 解放军护理杂志，2016，33（6）：31-34.

张珊珊，李惠萍，张婷，等. 癌症患者家庭韧性评估工具的质量评价［J］. 中华护理杂志，2022，57（3）：356-362.

刘倩，莫霖，唐心悦，等. 提升复原力干预策略对改善恶性肿瘤患儿心理社会

适应水平的效果 [J]. 中国护理管理, 2021, 21 (9): 1329-1334.

辛梦聊. 居家安宁疗护在晚期癌症病人中的研究进展 [J]. 全科护理, 2023, 21 (1): 23-26.

缪佳芮, 陈柳柳, 张江辉, 等. 晚期癌症患者预立医疗照护计划质性研究进展 [J]. 医学与哲学 (B), 2018, 39 (1): 61-64.

王瑞, 王小梅, 彭国庆, 等. 成人癌症恶病质的筛查评估与干预治疗——基于《成人癌症恶病质: ESMO 临床实践指南》解读 [J]. 中国全科医学, 2023, 26 (23): 2823-2829.

卢婷, 倪隽. 肺癌康复临床转换过程中的限制因素分析 [J]. 中国康复医学杂志, 2023, 38 (1): 111-114.

沈婷婷, 林欢, 刘文崇, 等. 乳腺癌幸存者延续性护理研究进展 [J]. 护理研究, 2022, 36 (3): 462-466.

熊燕, 廖宏春. 医务人员人文关怀路径探讨——以新冠后疫情时代传染病工作岗位为例 [J]. 中国医学人文, 2023, 9 (4): 15-18.

王欢欢, 刘霖, 何子君, 等. 疫情防控下的护理人文浅析 [J]. 中华灾害救援医学, 2021, 9 (9): 1238-1241.

高丽萍, 邢健红. 终末期癌症儿童安宁疗护的影响因素及对策分析 [J]. 中国医学伦理学, 2021, 34 (8): 995-998, 1009.

潘荣华, 杨芳. 人文医学和医学人文学引论 [J]. 中华医院管理杂志, 2002, 18 (10): 38-40.

翟海魂. 医学人文是什么、讲什么、怎么讲? [J]. 中国医学伦理学, 2019, 32 (7): 829-831, 834.

张大庆. 医学人文学的三次浪潮 [J]. 医学与哲学, 2015, 36 (7): 31-35, 62.

樊代明. 试论医学的正确实践(四)——医学人文与人文医学 [J]. 医学争鸣, 2020, 11 (4): 1-8.

刘虹. 人文医学引论 [J]. 医学与哲学, 2019, 40 (7): 1-4, 13.

何军, 周光明, 杨建, 等. 媒体素养教育——新媒体时代医学生人文教育的重要一环 [J]. 中国医学人文, 2016, 2 (2): 13-15.

李芳, 李义庭, 刘芳. 医学、医学教育的本质与医学人文精神的培养 [J]. 医学与哲学 (人文社会医学版), 2009, 30 (10): 66-68.

任国杰. 童子问易 [M]. 北京：人民出版社，2013.

王琨，徐玉梅. 人民至上理念下医学人文教育的价值理性回归 [J]. 中国医学伦理学，2023，36（8）：909-914.

郑桂芳，商曼曼，黎真毓，等. 恶性肿瘤患者MDT全覆盖模式构建及应用研究 [J]. 江苏卫生事业管理，2023，34（12）：1747-1750，1758.

林辉，潘燚. 2022年肿瘤放射治疗临床研究进展 [J]. 循证医学，2022，22（6）：332-335.

赫捷. 肿瘤学概论 [M]. 2版. 北京：人民卫生出版社，2018.

Steel R T，Khleif S N. 癌症化疗手册 [M]. 8版. 于世英，主译. 北京：科学出版社，2012.

王莹莹，邓明友，胡蕾，等. 经皮肺穿刺活检术在肺部实性占位性病变中的诊断价值 [J]. 检验医学与临床，2021，18（10）：1479-1482.

Singh V K，Shetty Y C，Salins N，et al. Prescription pattern of drugs used for neuropathic pain and adherence to NeuPSIG guidelines in cancer [J]. Indian J Palliat Care，2020，26（1）：13-18.

石远凯，孙燕. 临床肿瘤内科手册 [M]. 6版. 北京：人民卫生出版社，2015.

Swarm R A，Paice J A，Anghelescu D L，et al. Adult cancer pain, version 3.2019，NCCN clinical practice guidelines in oncology [J]. J Natl Compr Canc Netw，2019，17（8）：977-1007.

王昆，金毅. 难治性癌痛专家共识（2017年版）[J]. 中国肿瘤临床，2017，44（16）：787-793.

王昆. 癌性爆发痛专家共识（2019年版）[J]. 中国肿瘤临床，2019，46（6）：267-271.

唐丽丽，吴世凯，李晓梅. 心理疗法中国肿瘤整合诊治技术指南 [M]. 天津：天津科学技术出版社，2023.

董元鸽，汪洋. 化疗致恶心呕吐的临床护理实践方案解析 [J]. 解放军护理杂志，2019，36（7）：50-53.

顾玲俐，陆箴琦，张晓菊，等. 基于信息化的多维管理模式对化疗所致恶心呕吐的影响 [J]. 护理学杂志，2019，34（16）：1-5.

唐丽丽，庞英，宋丽莉，等. 心理社会肿瘤学国内外临床实践发展现状 [J]. 医学与哲学，2022（15）：39-43.

唐丽丽,庞英,宋丽莉. 心理社会肿瘤学发展概述及展望 [J]. 中国肿瘤临床与康复,2021(11):1406-1408.

万现云,王涛,马军艳,等. 人文护理对恶性肿瘤患者心理应激,治疗依从性及生活质量的影响 [J]. 医学食疗与健康,2021,19(2):11-12.

Basch E, Deal A M, Dueck A C, et al. Overall survival results of a trial assessing patient-reported outcomes for symptom monitoring during routine cancer treatment [J]. JAMA,2017,318:197-198.

Lu Z, Fang Y, Liu C, et al. Early interdisciplinary supportive care in patients with previously untreated metastatic esophagogastric cancer: a phase Ⅲ randomized controlled trial [J]. J Clin Oncol,2021,39:748-756.

National Comprehensive Cancer Network. NCCN clinical practice guidelines in oncology: Distress management: Version 2. 2022 [EB/OL]. (2022-01-27) [2022-07-01]. https://www.nccn.org/professionals/physician_gls/pdf/distress.pdf.

黄丽,罗健. 肿瘤心理学治疗 [M]. 北京:人民卫生出版社,2000.

杨洋,胡芳宁,褚淼,等. 我国社区安宁疗护服务体系的建设——基于老龄化视角 [J]. 延安大学学报(医学科学版),2023,21(4):109-112.